CW00571358

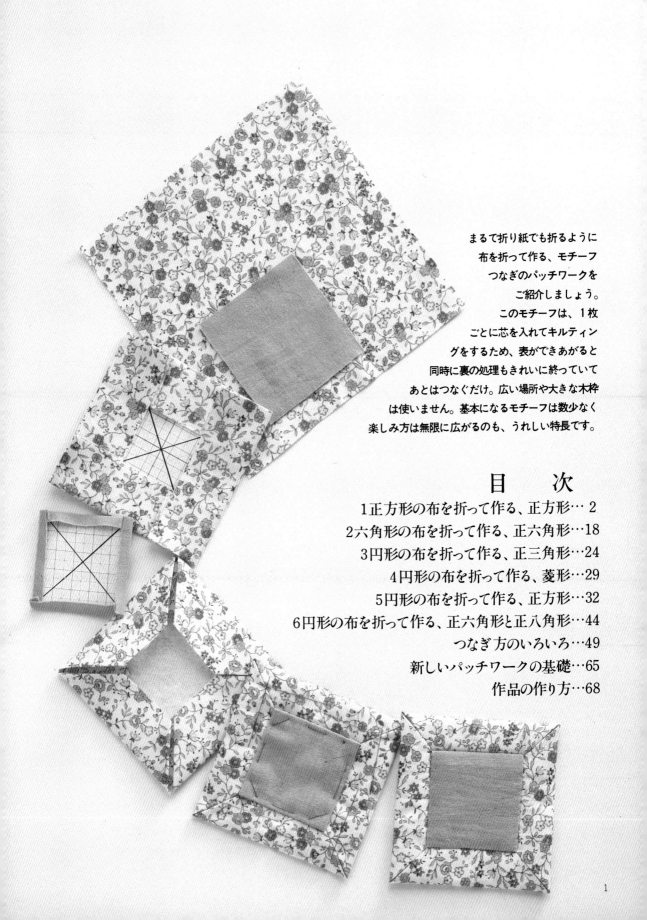

まるで折り紙でも折るように
布を折って作る、モチーフ
つなぎのパッチワークを
ご紹介しましょう。
このモチーフは、1枚
ごとに芯を入れてキルティ
ングをするため、表ができあがると
同時に裏の処理もきれいに終っていて
あとはつなぐだけ。広い場所や大きな木枠
は使いません。基本になるモチーフは数少なく
楽しみ方は無限に広がるのも、うれしい特長です。

目　次

1

大きな正方形の布を折って額縁のような形にしておき、
小さな正方形の布を折って、ふたのようにのせてまつるモチーフです（6ページ参照）。
正方形のモチーフは布にムダがなく、作りやすくて、つないだ形もすなおですから、
はじめての方にもおすすめできる、基本的なものです。
今までに他の技法でパッチワークを楽しんできた方は、このモチーフの手軽さ、気楽さと、
その、制約の中で試みる応用のゲームのようなおもしろさに気付かれるでしょう。
本の作品をきっかけに、イメージをふくらませてユニークな作品を作ってください。

1 正方形の布を折って作る、正方形

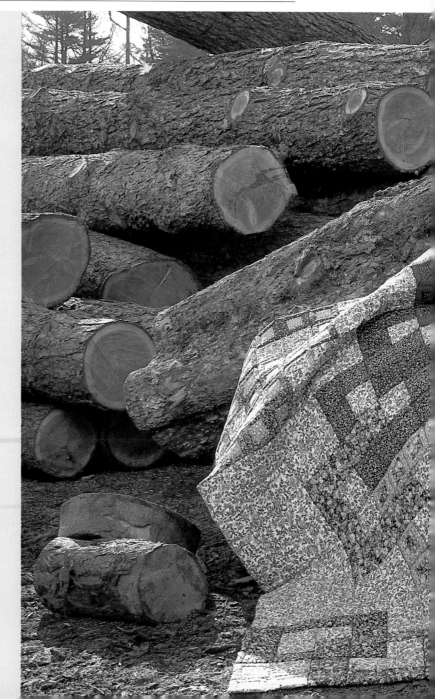

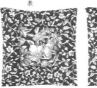
表

裏

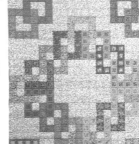
表

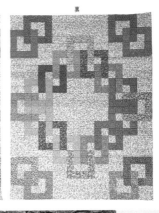
裏

モチーフ寸法●
できあがりの1辺・9cm
作品寸法●
234cm×180cm
撮影協力●
羽田木材
作り方●68ページ

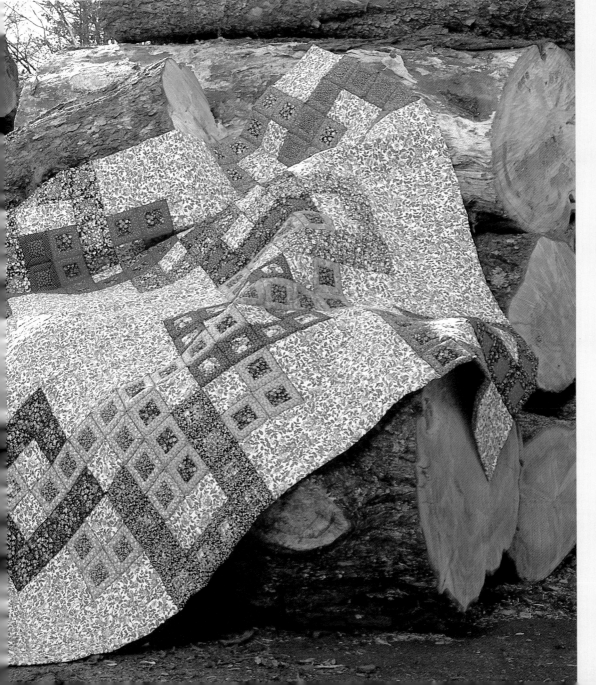

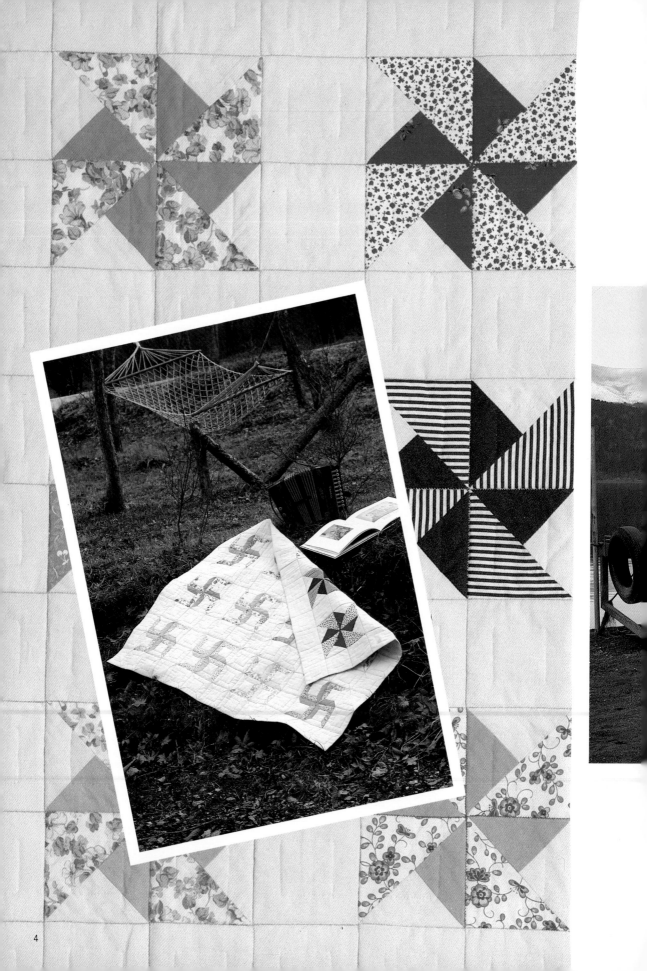

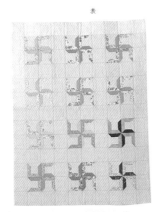

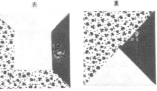

モチーフ寸法●
できあがりの1辺・9㎝
作品寸法●117㎝×90㎝
撮影協力●ボテト
アコーディオン／ポートベロー
絵本／イエナ洋書店
作り方●69ページ

正方形を折って作る、正方形モチーフを応用してみましょう。
左は、三角の布3枚をはぎ合せて1枚の土台布を作り、これをモチーフにして、
つなぎ合せたときにできる表裏別々の新しい模様を楽しんだものです。
他にもさまざまなはぎ合せ方・つなぎ方が考えられます（8～11ページ）。

応用1：土台布をはぎ合せる

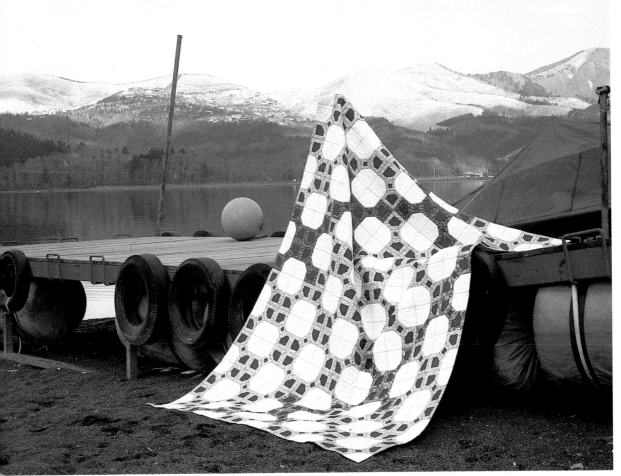

応用2：布の角を裁って作る、変形五角形

右は、正方形の1角を裁って変形五角形にしたモチーフです。
他の角も裁てば、変形六・七・八角形も作れます（15ページ参照）。
このモチーフには、角に別の小さなモチーフを補うことで、
つなぎ方の変化が楽しめます（上の写真・43ページ参照）。

モチーフ寸法●
できあがりの1辺・9㎝
角・5㎝
作品寸法●
216㎝×162㎝
作り方●72ページ

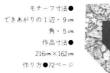

表　　　　　裏

1 正方形の布を折って作る、正方形　　　5

基本モチーフ

1 まず、型紙を作り…

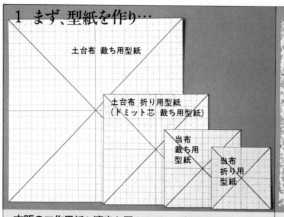

土台布 裁ち用型紙

土台布 折り用型紙
（ドミット芯 裁ち用型紙）

当布
裁ち用
型紙

当布
折り用
型紙

市販の工作用紙か適当な厚さのボール紙を使って、型紙を作ります（70ページ参照）。土台布の裁ち用と折り用（＝ドミット芯裁ち用）、当布の裁ち用と折り用の4枚です。

2 布を裁ちます。

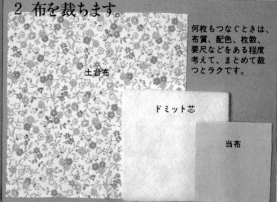

土台布

ドミット芯

当布

何枚もつなぐときは、布質、配色、枚数、要尺などをある程度考えて、まとめて裁つとラクです。

土台布は土台布裁ち用型紙、当布は当布裁ち用型紙を布に当ててエンピツなどで印をつけて裁ちます。ドミット芯は、型紙からドミット芯の厚みを差引いて裁ちます。

3 土台布をアイロンで折り…

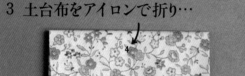
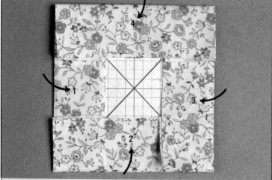

土台布の裏を上にして中央に土台布折り用型紙を置き、型紙にそって布を起こして、アイロンをていねいにかけます。余分なゆるみが入らないように注意しましょう。

4 角を折り直して…

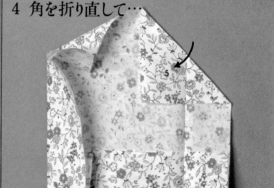

型紙を取出します。何枚も作る時は、他の布も続けて折っておきましょう。次に角を額縁のように折り直します。まず、写真右上のように折ってアイロンをかけ…、

5 もうひと折りし、

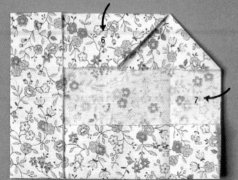

次に写真右上のようにアイロンをかけます。内側に入る部分がズレないように、正確にかけてください。向かい側も同じ要領で折ると、ひとつの角が額縁状になります。

6 額縁状にします。

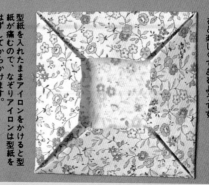

アイロンが熱いうちに同じ仕事をまとめてすると合理的です。ただし枚数が多いときは、気分転換に違う仕事も間に入れると楽しくできるようです。

型紙を入れたままアイロンをかけると型紙が痛むので、なぞりアイロンは型紙をはずしてからかけます。

アイロンがかけやすい向きに布を回転して、残りも折ります。（蒸気アイロンを使うか、指かハケに水を少しつけて折山をなぞってからかけると、折りが長持ちします。

できあがり寸法…1辺9cm（型紙70ページ）、5cm・4.6cm・4.5cm（型紙71ページ）が代表的です。寸法は自由に変更ができます。
組合せ…9cmは36角（14ページ）、5cmは五角（5ページ）八角（43ページ）、4.6cmは六角（21ページ）、4.5cmは八角（44ページ）と。

7 ドミット芯を入れてしつけをし、

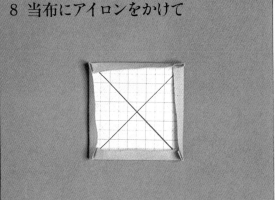

針はメリケン針6番、糸はハイスパンロックミシン糸。

布を開いてドミット芯を中心に入れ、元通り折ってから
しつけをかけます。糸端に結び玉を作り、写真の番号順
に一周すると、ズレたり角が開いたりしにくくなります。

8 当布にアイロンをかけて

何枚も作る時は、他のものも続けてしつけをするとラク
です。次に当布です。当布の裏を上にして当布折り用型
紙を中央に置き、3と同じようにアイロンをかけます。

9 当布を土台布にのせ、

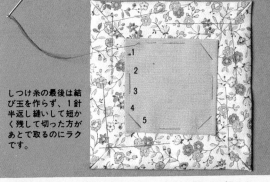

しつけ糸の最後は結び玉を作らず、1針半返し縫いして短かく残して切った方があとで取るのにラクです。

型紙をはずし、表を上にして、土台布の開いた部分をふ
さぐように中央にのせ、しつけをかけますが、角の部分
は写真のようにはずしておくと、次の仕事に好都合です。

10 まつります。

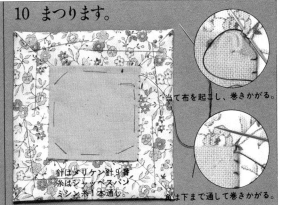

当て布を起こし、巻きかがる。

針はメリケン針9番
糸はシャッペスパン
ミシン糸1本通し。

針は下まで通して巻きかがる。

当布を細かく縦まつりしますが、針は必ず垂直に裏まで
通して、キルティングを兼ねます。角の手前にきたらヒ
ダが開かないように陰で2度巻きかがりします。

11 完成すると、こうなります。

表　　　　　　　裏

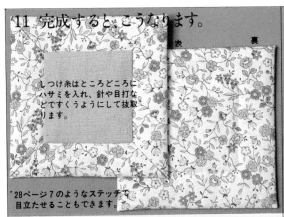

しつけ糸はところどころにハサミを入れ、針や目打などですくうようにして抜取ります。

※28ページ7のようなステッチで目立たせることもできます。

表と裏が同時に、違った感じに仕上がりました。キルテ
ィングも終っているので、大作を作るときにも大きな木
枠や広い場所はいりません。あとはつなぐだけです。

12 つなぎます。（サチヨス）（ステッチ）

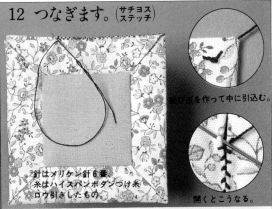

結び玉を作って中に引込む。

開くとこうなる。

針はメリケン針6番
糸はハイスパンボタンつけ糸
ロウ引きしたもの。

モチーフの角の尖端に針を出し（右上写真）、2枚を外表
に合せて尖端を2度巻きかがりし（最後も同じ）、手前か
ら間へ、向こう側から間へと、交互にすくっていきます。

土台布をはぎ合せる

½のはぎ合せ

1 型紙と布を裁ち

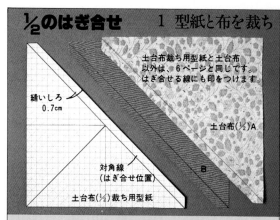

縫いしろ 0.7cm

土台布(½)A

対角線
(はぎ合せ位置)

B

土台布(½)裁ち用型紙

6ページで作った基本の型紙のうち、土台布裁ち用型紙だけ作り直します。対角線(縫い線)の外側に0.7cmの縫いしろをつけるわけです。布は2色を用意します。

2 ぐし縫いではぎ合せて…

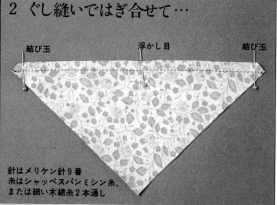

結び玉　　　浮かし目　　　結び玉

土台布裁ち用型紙と土台布
以外は、6ページと同じです。
はぎ合せる線にも印をつけます。

針はメリケン針9番
糸はシャッペスパンミシン糸、
または細い木綿糸2本通し

土台布A・Bを中表にして待針を打ち、結び玉を作ってぐし縫いしますが、縫い目がつれないよう、中間で浮かし目(糸をゆるませる)を作り、糸しごきを充分にします。

3 アイロンで割ります。

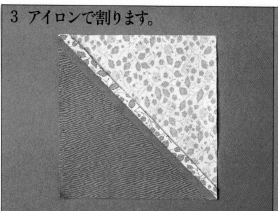

糸しごきをすると布がゆがんで伸びます。アイロンできれいな布目に整えてから(地直しアイロン)、縫いしろをアイロンで割り、型紙を当てて形を確かめておきます。

4 完成するとこうなります。

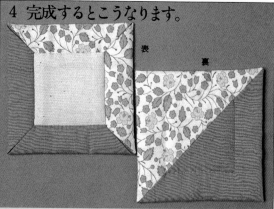

表

裏

あとは6ページの3〜10と同じ要領です。はぎ合せた部分は布が厚くなっているので、ていねいに作りましょう。10ページのように、当布の選び方でも感じが変わります。

¼のはぎ合せ

1 型紙と布を裁ち

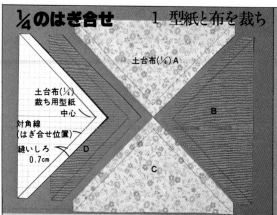

土台布(¼)A

土台布(¼)
裁ち用型紙
中心

対角線
(はぎ合せ位置)

縫いしろ
0.7cm

D

B

C

型紙は、1と同じ考え方で、対角線2本の外側にそれぞれ0.7cmの縫いしろを加えて裁ちます。布は2種類を交互にしても、4種類別々のものを合せても良いでしょう。

2 ぐし縫いではぎ合せて…

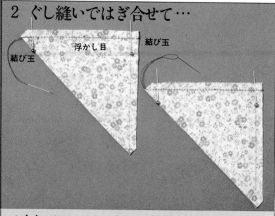

浮かし目

結び玉

結び玉

土台布AとB、CとDをそれぞれ中表にして待針を打ち、2と同じようにぐし縫いします。浮かし目を入れると、縫目がきれいに仕上がります。

はぎ合せたモチーフは、それ1枚だけではもの足りない感じがしますが、何枚かで配置を考えたり、他のモチーフと組合せたりするとおもしろい表情を見せてくれます(4・11ページ参照)。またこのはぎ方は、端裂のつなぎ合せにも応用できます。

3 アイロンで割ります。

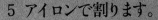

3と同じように地直しのアイロンをかけて布地を整えてから、割りのアイロン(縫いしろを開いてアイロンで固定すること)をかけます。これを"割りはぎ"といいます。

4 さらにはぎ合せて…

結び玉　　　　返し針　　　　　結び玉

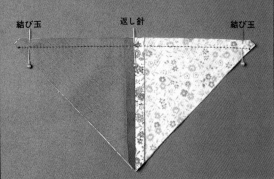

それぞれはぎ合せた土台布を、さらに中表に合せて待針を打ち、ぐし縫いします。中間のはぎ合せた部分は、しっかりするように返し針(ひと針戻って縫う)をします。

5 アイロンで割ります。

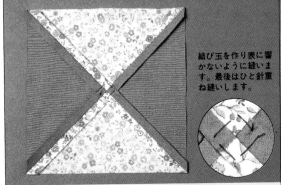

結び玉を作り表に響かないように縫います。最後はひと針重ね縫いします。

糸しごき、地直しアイロン、割りのアイロンをしたら、割りはぎ(縫い合せて、縫いしろを割ること)した中央の縫いしろが返らないように、しつけ糸で軽く止めます。

6 完成すると、こうなります。

表　　　　　　　　　　裏

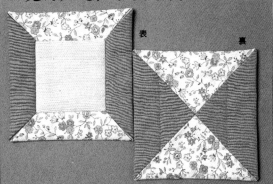

あとは6ページの3～10と同じ要領です。当布を土台布のどちらかと同じ色にすると、糸巻きのような形が浮かび上がります(10・11ページ参照)。

½と¼のはぎ合せ 1 上を応用し、

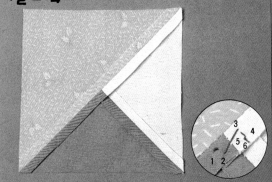

3
5　4
6
1　2

土台布を三色で構成し、上の方法を組合せて作ります。¼2枚のうち1枚を½と同色にすると、¼+¾になります。¼+¾は、他に28ページの方法の応用でも作れます。

2 完成すると、こうなります。

表　　　　　　　　　　裏

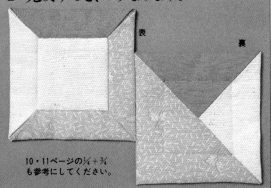

10・11ページの¼+¾も参考にしてください。

単調な色の組合せが、大きな作品にした場合、意外に映えます。土台布の組合せ方、当布の選び方、配置のしかた、さらに糸の色も考え合せて、デザインしましょう。

1 正方形の布を折って作る、正方形　　9

前ページで説明した土台布のはぎ合せを、いろいろ試してみましょう。
土台布を最低の色数に限ってみても、たくさんの組合せができます。
また右のページはこのモチーフを4枚ずつ組合せた例ですが、
はぎ合せ方やモチーフの向き、布の濃淡によって、表と裏それぞれに
新しい模様が現われます。モチーフの枚数を増やせば、それだけまた
様様の可能性も広がりますし、同じ模様でも布が違えば印象も変わります。
49〜55ページは別の正方形モチーフの例ですが、参考にして楽しんでください。

土台布、はぎ方とつなぎ方のいろいろ

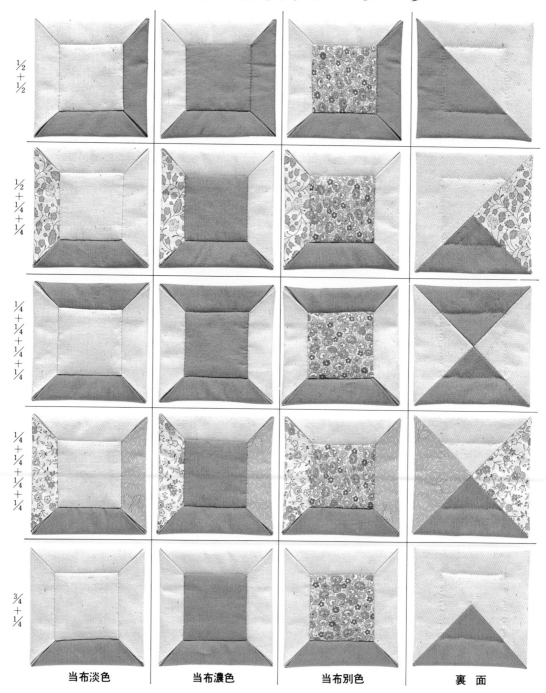

当布淡色　　　　　　当布濃色　　　　　　当布別色　　　　　　裏　面

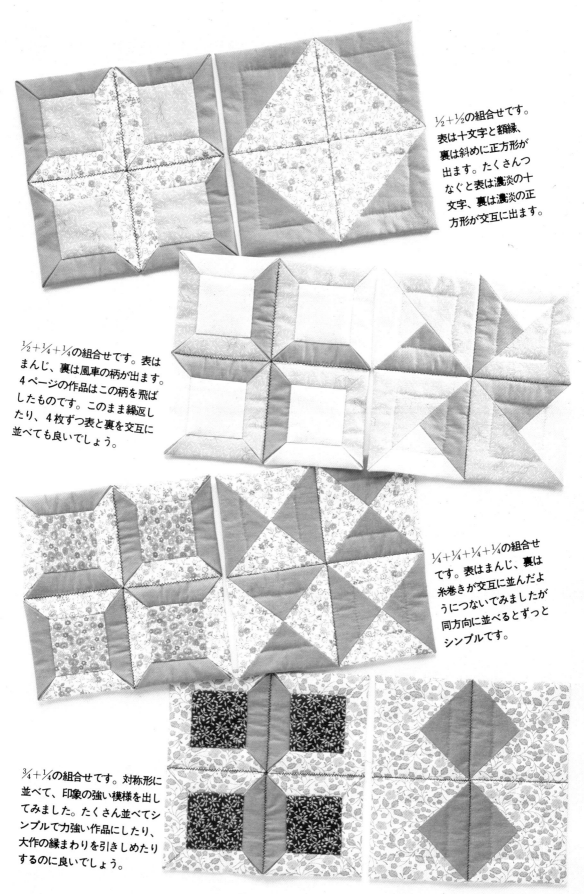

½＋½の組合せです。
表は十文字と額縁、
裏は斜めに正方形が
出ます。たくさんつ
なぐと表は濃淡の十
文字、裏は濃淡の正
方形が交互に出ます。

½＋¼＋¼の組合せです。表は
まんじ、裏は風車の柄が出ます。
4ページの作品はこの柄を飛ば
したものです。このまま繰返し
たり、4枚ずつ表と裏を交互に
並べても良いでしょう。

¼＋¼＋¼＋¼の組合せ
です。表はまんじ、裏は
糸巻きが交互に並んだよ
うにつないでみましたが
同方向に並べるとずっと
シンプルです。

¾＋¼の組合せです。対称形に
並べて、印象の強い模様を出し
てみました。たくさん並べてシ
ンプルで力強い作品にしたり、
大作の縁まわりを引きしめたり
するのに良いでしょう。

1 正方形の布を折って作る、正方形

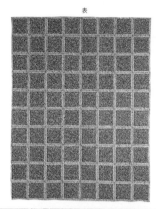
表

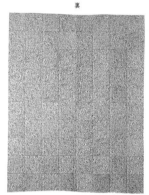
裏

基本モチーフを、大きなサイズで作ってみましょう。
当布のスペースが広くなるので、
布とドミット芯を落ちつかせる意味と
デザインを楽しむ意味を兼ねて、
アップリケやキルティングに凝りましょう。
従来のパッチワークの人気柄なども利用できます。

応用3:大きいサイズで当布に凝る

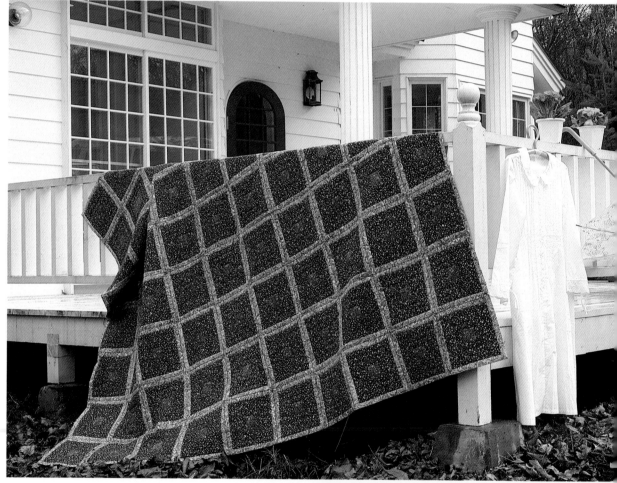

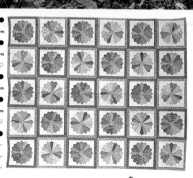
表

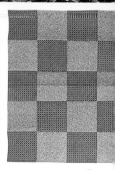
裏

（上）モチーフ寸法●
できあがりの1辺・24cm
作品寸法●
240cm×192cm
作り方●74ページ

（右）モチーフ寸法●
できあがりの1辺・36cm
作品寸法●
216cm×180cm
作り方●75ページ

撮影協力●
カントリーダイアリー
ナイティ／ラ・ソワレ
鳥かご・ハンガー／ル・タンタン

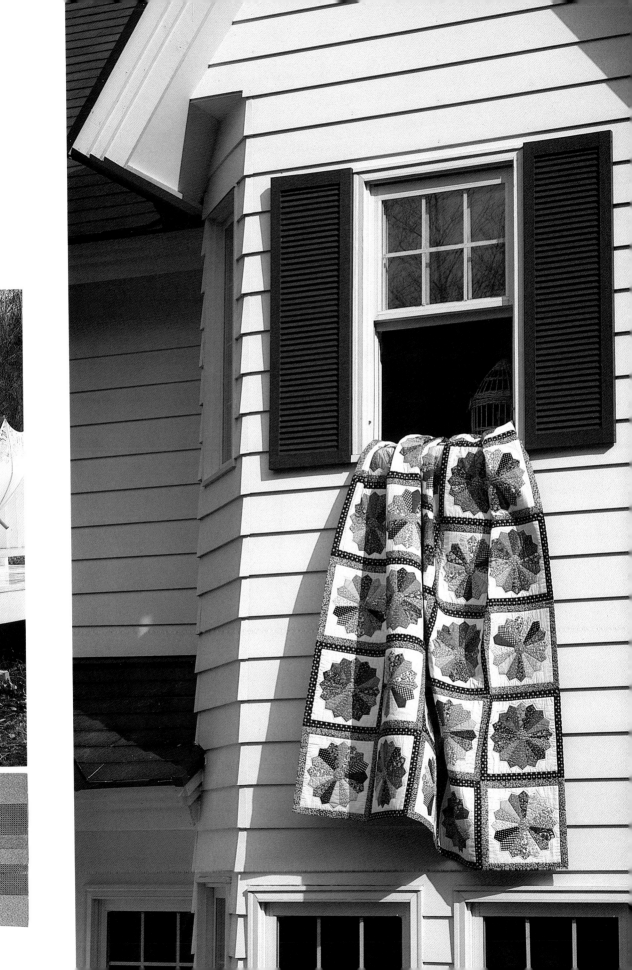

大きいサイズで当布に凝る

正方形　1 まず、型紙を作り…

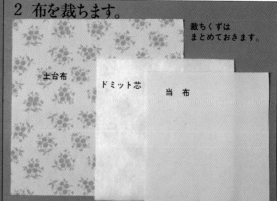

アップリケは自由に選べます。16・17ページ参照

土台布 裁ち用型紙　（ドミット芯）土台布 折り用型紙　当布 裁ち用型紙　当布 折り用型紙　アップリケ図案

工作用紙かボール紙で、土台布裁ち用、土台布折り用、当布裁ち用、当布折り用の4枚の型紙を作ります。アップリケをする場合は当布折り用型紙に図案を描きます。

2 布を裁ちます。

裁ちくずはまとめておきます。

土台布　ドミット芯　当布

土台布は土台布裁ち用型紙、当布は当布裁ち用型紙を布に当て、印をつけて裁ちます。ドミット芯は型紙で印をつけたのち、芯の厚み分を差引いて裁ちます。

3 アイロンで折ります。

針はメリケン針6番　糸はハイスパンロック用ミシン糸または細い木綿糸

最初は結び玉を作ります。
最後は結び玉を作らず、ひと針半返しして短く糸を切ります。

土台布の裏を上にして中央に土台布折り用型紙を置き、6ページの3～6と同じようにアイロンをかけて折ります。ドミット芯を入れてしつけをかけます。

4 当布をのせます。

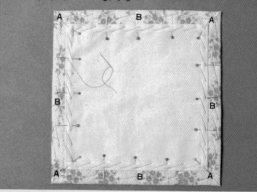

当布を7ページ8と同じようにアイロンで折り、土台布にのせて待針をまず四隅、次に辺の中央4ヵ所、さらにその中間に打ちます。しつけをかけます。

5 アップリケ布をのせて

結び玉を作って中心からハ刺し風のしつけをかけ、最後はひと針返し針をして糸を切ります。こうするとゆるみが全体に入り、ズレにくくなります。

アップリケ布は、それぞれの説明を見て下準備をしてから当布にのせます。待針を打ち、中心から上下へ、右左へ…としつけをかけ、当布の空間にもしつけをします。

6 まつります(キルティング)

針はメリケン針9番　糸はシャッペスパンミシン糸または細い木綿糸

まず当布の周囲を7ページ10と同様にまつり、次にアップリケ布を、しつけと同方向にまつります。アップリケの周囲にも飾りステッチをし、しつけ糸を取れば完成。

できあがり寸法…正方形は1辺24・36cm（型紙80・81ページ）、八角形は1辺22・24・28・34cm（小辺5cm・型紙82〜84、105ページ）が代表的。五角形は応用です。寸法は自由に変更できます。大きい布を生かして、手早く大作を作るときに向いています。

変形八角形

1 まず、型紙を作り…

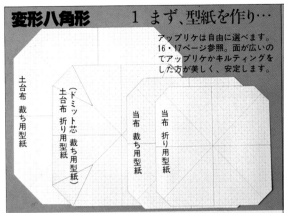

アップリケは自由に選べます。16・17ページ参照。面が広いのでアップリケかキルティングをした方が美しく、安定します。

工作用紙かボール紙で、土台布裁ち用、土台布折り用（＝ドミット芯裁ち用）、当布裁ち用、当布折り用の4枚の型紙を作ります。

2 布を裁ちます。

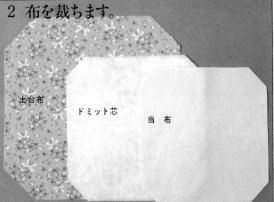

土台布は土台布裁ち用型紙、当布は当布裁ち用型紙を布に当て、印をつけて裁ちます。ドミット芯は土台布折り用型紙で印をつけ、芯の厚み分を差引いて裁ちます。

3 アイロンで折ります。

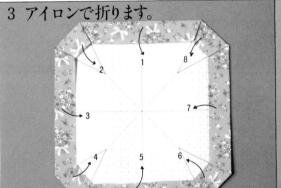

土台布の裏を上にして土台布折り用型紙を中央にのせ、アイロンで八辺を折ります。布の折り山が、型紙の折り案内線に沿うように、ていねいに折ってください。

4 角を折り直して…

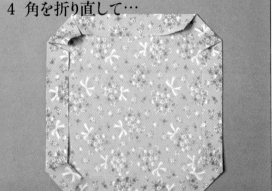

次に、かげのヒダが折り山に対して左右同量になるように折り直して、額縁状にします。22ページ4の六角形で手順を詳しく説明しましたので参照してください。

5 このようにします。

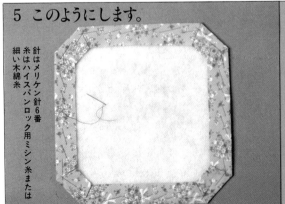

針はメリケン針6番
糸はハイスパンロック用ミシン糸または細い木綿糸

ドミット芯を入れ、周囲にしつけをかけます。しつけのしかたは左ページ3と同じ要領ですが、8ヵ所の角は開かないようにそれぞれ糸を交差させていきましょう。

6 当布をのせます。

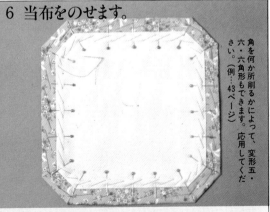

角を何か所削るかによって、変形五・六・六角形もできます。（例…43ページ）応用してください。

当布は3の土台布と同じ状態にアイロンで折り、型紙をはずして土台布にのせます。あとは左ページ4〜6と同様、待針としつけをし、アップリケをのせてまつります。

1 正方形の布を折って作る、正方形

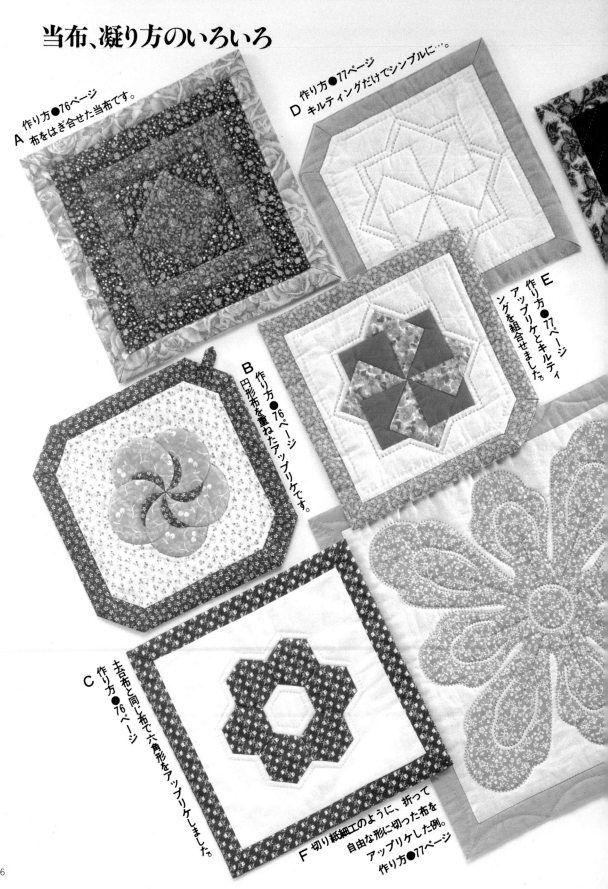

当布、凝り方のいろいろ

A 作り方●76ページ
布をはぎ合せた当布です。

D 作り方●77ページ
キルティングだけでシンプルに…。

E 作り方●77ページ
アップリケとキルティングを組合せました。

B 作り方●76ページ
円形布を重ねたアップリケです。

C 作り方●76ページ
土台布と同じ布で六角形をアップリケしました。

F 切り紙細工のように、折って
自由な形に切った布を
アップリケした例。
作り方●77ページ

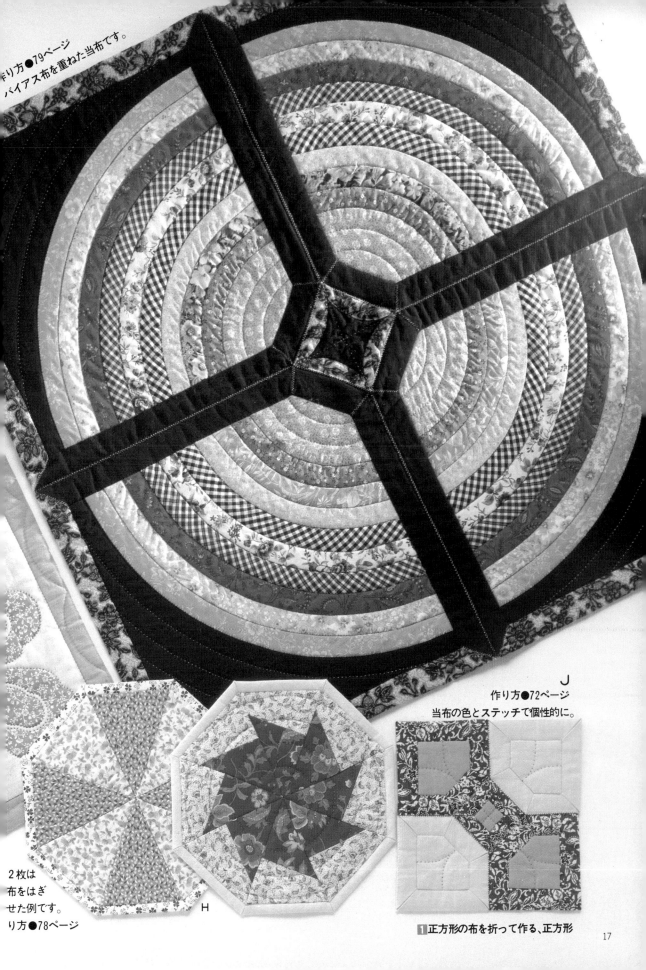

作り方●79ページ
バイアス布を重ねた当布です。

J
作り方●72ページ
当布の色とステッチで個性的に。

2枚は
布をはぎ
せた例です。
り方●78ページ

H

1 正方形の布を折って作る、正方形

大きな六角形の布を折って額縁のような形にしておき、
小さな六角形の布を折って、ふたのようにのせてまつるモチーフです(22ページ)。
正方形のモチーフ(6ページ)の考え方を拡げて生まれたモチーフで、
作り方も、正方形で手慣れておくとラクに入れます。
すなおにつなぐと、下の写真のようなやさしい雰囲気になりますが、
土台布をはぎ合せたり、補助モチーフを組合せたり、サイズを大きくしたり…と
応用すると、意外性のある形がみつかります。

2 六角形の布を折って作る、正六角形

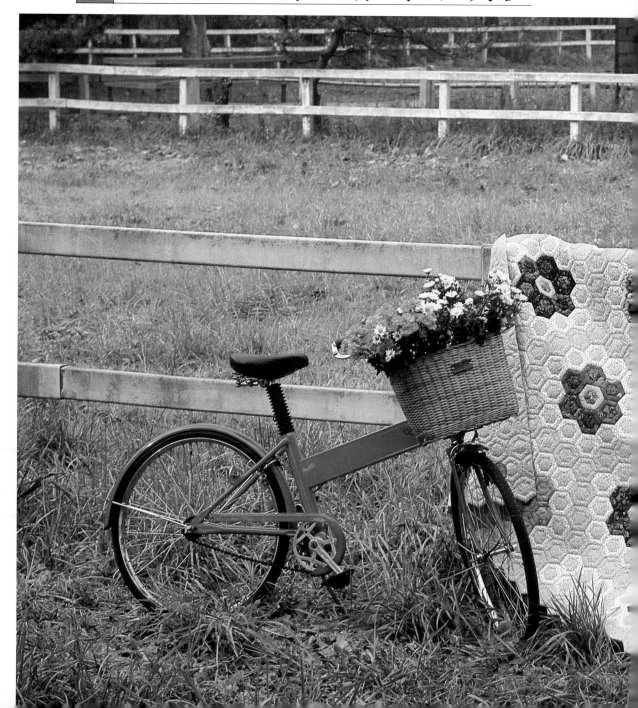

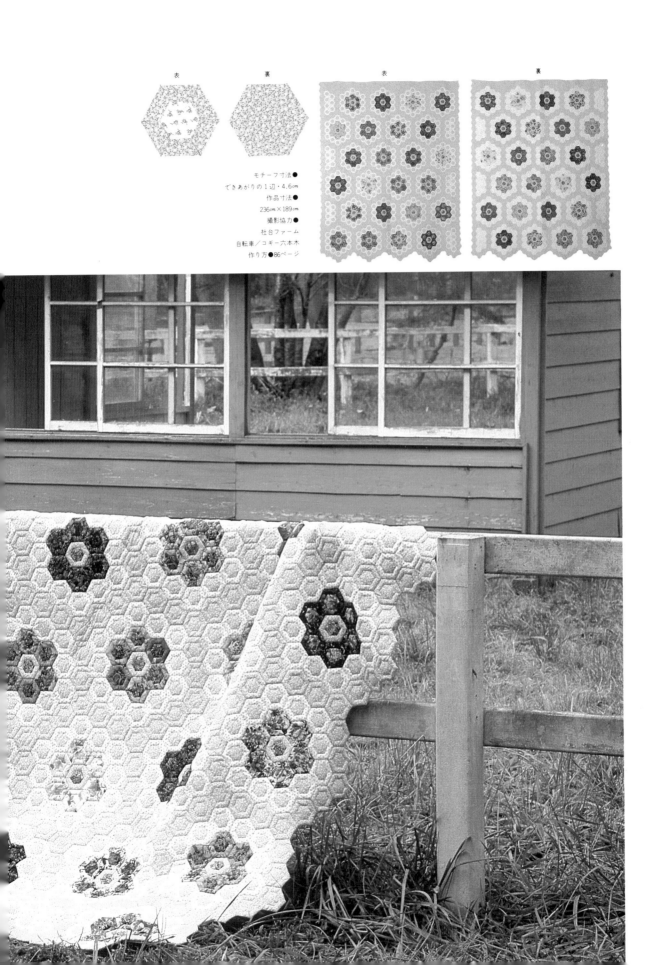

表　　　　　　裏　　　　　　　表　　　　　　　　　　裏

モチーフ寸法●
できあがりの1辺・4.6cm
作品寸法●
236cm×189cm
撮影協力●
社台ファーム
自転車／コギー六本木
作り方●86ページ

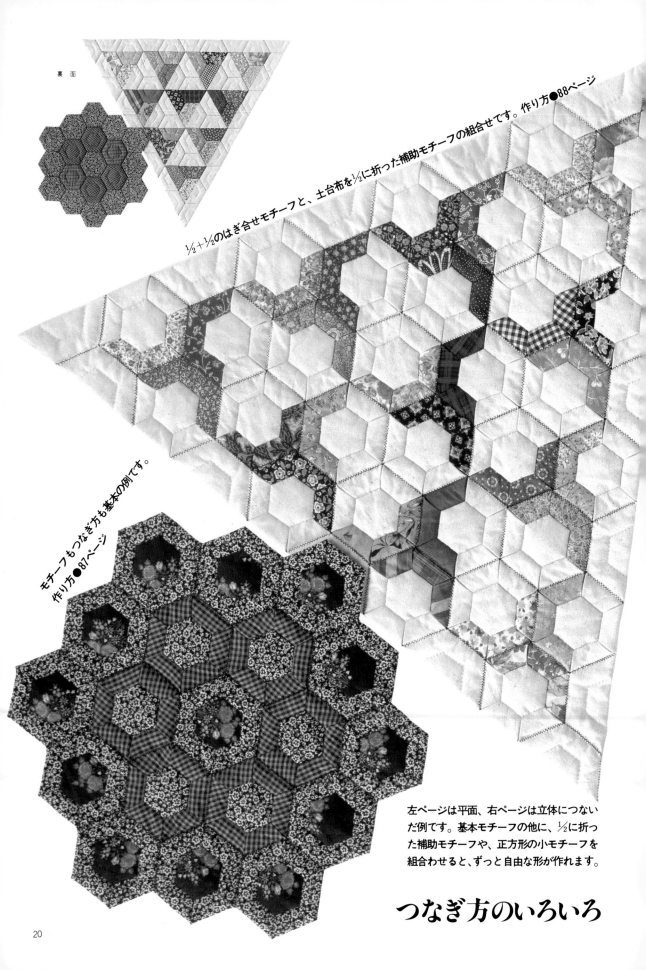

裏面

作り方●88ページ

½+½のはぎ合せモチーフと、土台布を½に折った補助モチーフの組合せです。

モチーフもつなぎ方も基本の例です。
作り方●87ページ

左ページは平面、右ページは立体につないだ例です。基本モチーフの他に、½に折った補助モチーフや、正方形の小モチーフを組合わせると、ずっと自由な形が作れます。

つなぎ方のいろいろ

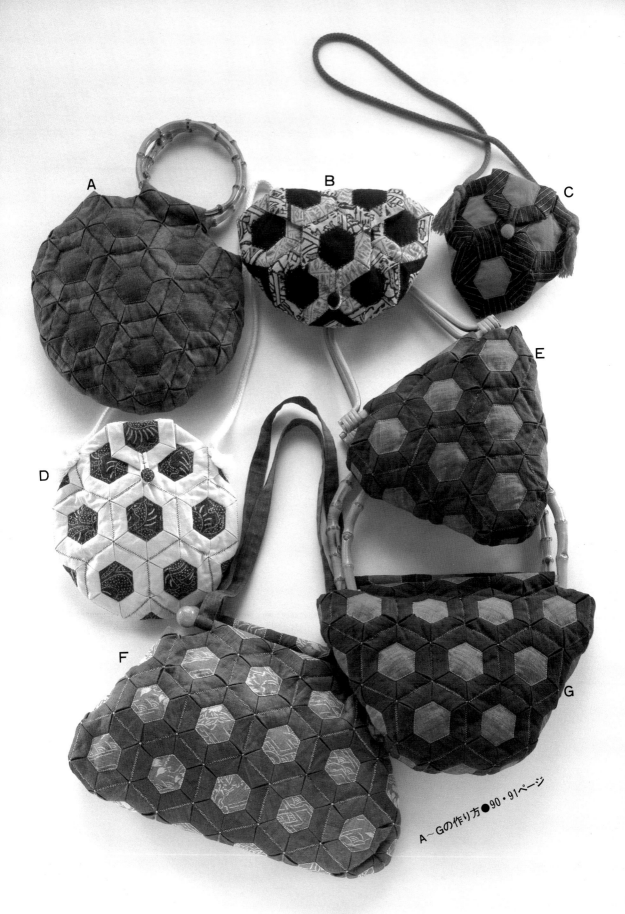

A

B

C

E

D

F

G

A〜Gの作り方●90・91ページ

基本モチーフと、土台布のはぎ合せ方

1 まず、型紙を作り…

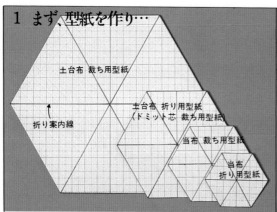

土台布 裁ち用型紙

折り案内線

土台布 折り用型紙
(ドミット芯 裁ち用型紙)

当布 裁ち用型紙

当布
折り用型紙

市販の工作用紙か適当な厚さのボール紙で、土台布裁ち用、土台布折り用(=ドミット芯裁ち用)、当布裁ち用、当布折り用の、4枚の型紙を作ります。

2 布を裁ちます。

何枚も作るときは、まとめて裁ちます。

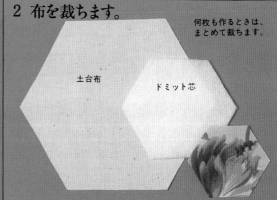

土台布

ドミット芯

土台布は土台布裁ち用、当布は当布裁ち用型紙を布にのせ、印をつけて裁ちます。ドミット芯はドミット芯裁ち用型紙で印をつけますが、芯の厚みを差引いて裁ちます。

3 土台布をアイロンで折り…

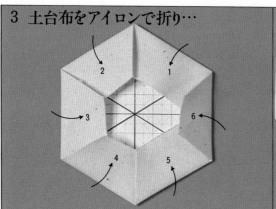

土台布の裏を上にして中心に土台布折り用型紙をのせ、型紙の辺に沿ってアイロンで折っていきますが、角の折り山は型紙の折り案内線に沿うよう、ていねいにします。

4 角を折り直して…

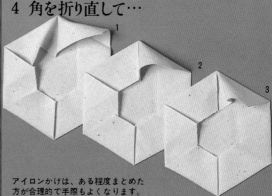

アイロンかけは、ある程度まとめた方が合理的で手際もよくなります。

型紙をはずしてかげヒダを等分に折り直します。まず1谷折り線を中心方向に向け、2山折り線を重ねてアイロン、3向かい側のゆるみをかげヒダに入れてアイロン。

5 額縁状にします。

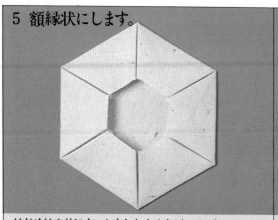

はじめはやりにくいかもしれませんが、ていねいに、6ヵ所それぞれがきちんと中心に向かうように折ってください。慣れると手早くできるようになります。

6 ドミット芯を入れてしつけをし、

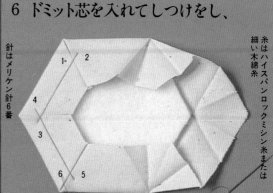

針はメリケン針6番

糸はハイスパンロックミシン糸または細い木綿糸

ドミット芯を入れて元通り折り直し、しつけをかけましょう。角は開かないように必ず糸を交差させていきます。最後は結び玉を作らず、半返し(ひと針重ね縫い)をします。

できあがり寸法…1辺4.6cm(型紙89ページ)が代表的。組合せ…円から作る六角形(45ページ)、1辺4.6cmの正方形(6・21ページ)と組合せられます。寸法は自由に変再することができます。大きくすれば14・15ページのような扱い方もできます。

7 当布にアイロンをかけて

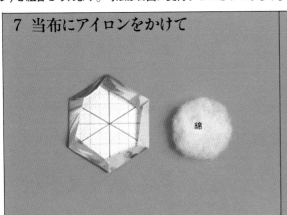

当布の折り方は左ページ3と同じです。モチーフの中心を少しふくらませるために、当布の内側に収まる程度の綿かドミット芯の裁ちくずをほぐしたものを用意します。

8 当布を土台布の上にのせ、

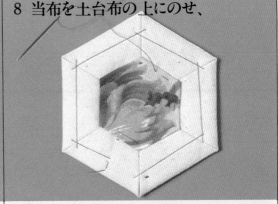

綿

土台布の中心に綿を置き、当布をのせて、しつけをかけます。小さいので待針は使わなくても大丈夫です。しつけのかけ方は7ページ9と同じです。

9 まつります(キルティング)。

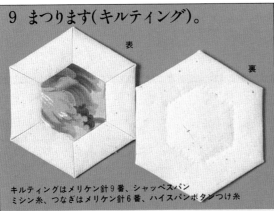

表
裏

キルティングはメリケン針9番、シャッペスパンミシン糸、つなぎはメリケン針6番、ハイスパンボタンつけ糸

当布の周囲をまつります。まつり方は7ページ10と同じです。何枚かのモチーフをつなぎ合せるときは、7ページ12と同じ要領です。

½ のはぎ合せ　1 型紙と布を裁ち、

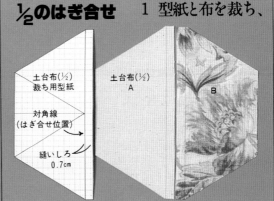

土台布(½)裁ち用型紙　土台布(½) A　B

対角線(はぎ合せ位置)

縫いしろ0.7cm

22ページで作った型紙のうち、土台布裁ち用型紙だけ作り直します。対角線(縫い線)の外側に0.7cmの縫いしろをつけてください。布は2色用意します。

2 割りはぎします。

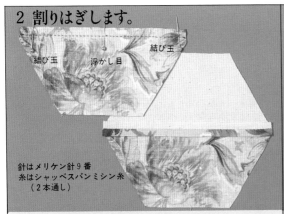

結び玉　浮かし目　結び玉

針はメリケン針9番
糸はシャッペスパンミシン糸
(2本通し)

2枚の布を中表にして待針を打ち、結び玉を作ってぐし縫いし(中間で浮かし目をする)、糸しごきを充分にしてアイロンで布目を整え、縫いしろを割ります。

3 完成すると、こうなります。

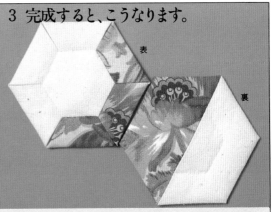

表
裏

あとは左ページ3からと同じ要領です。大柄の布は裁ち方次第で意外な変化が楽しめます。⅓や⅙のはぎ合せも可能(28ページ1〜3参照)ですが、大きなサイズ向きです。

2六角形の布を折って作る、正六角形

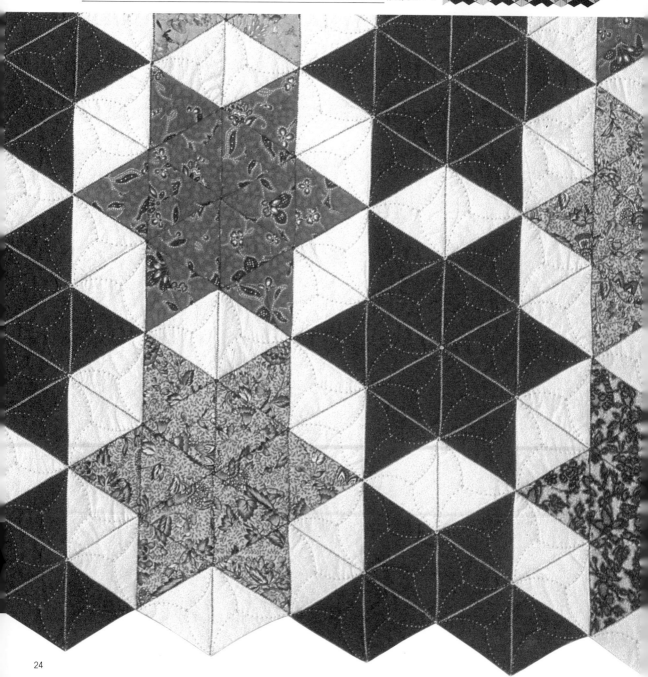

縁をぐし縫いして円形に折った布を、
三角に折りたたんで、
重なりをまつるモチーフです(27ページ)。
円の縁が作る形、はぎ合せ、アップリケ、
つなぎ方などで独特の楽しみが味わえます。

表　裏　　　　裏

3 円形の布を折って作る 正三角形

モチーフ寸法●
1辺9cm

作品寸法●
211.5cm×192cm

撮影協力●
ポテト
三輪車／
ポートベロー

作り方●92ページ

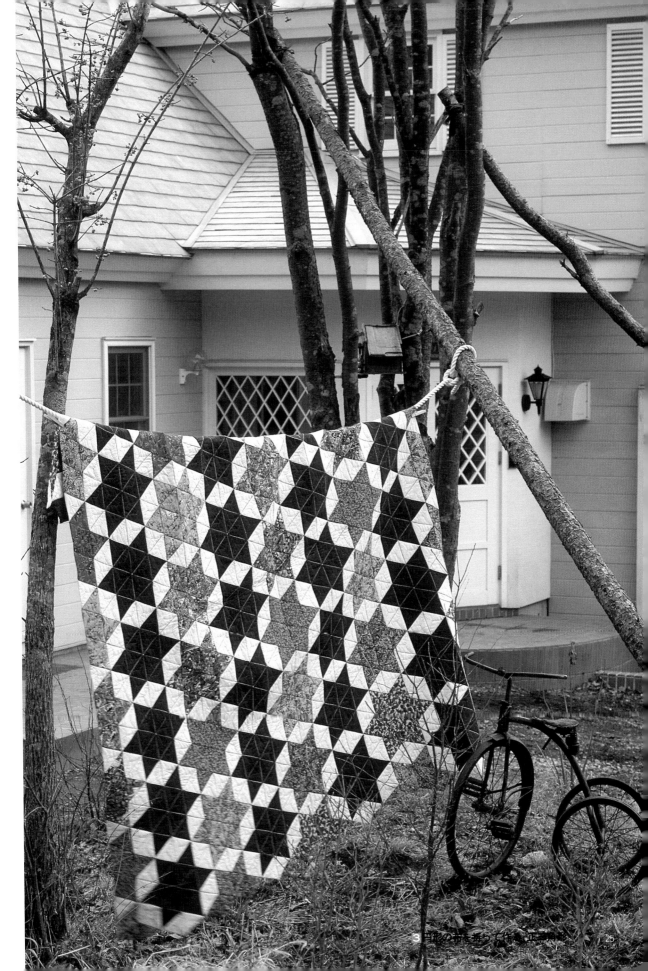

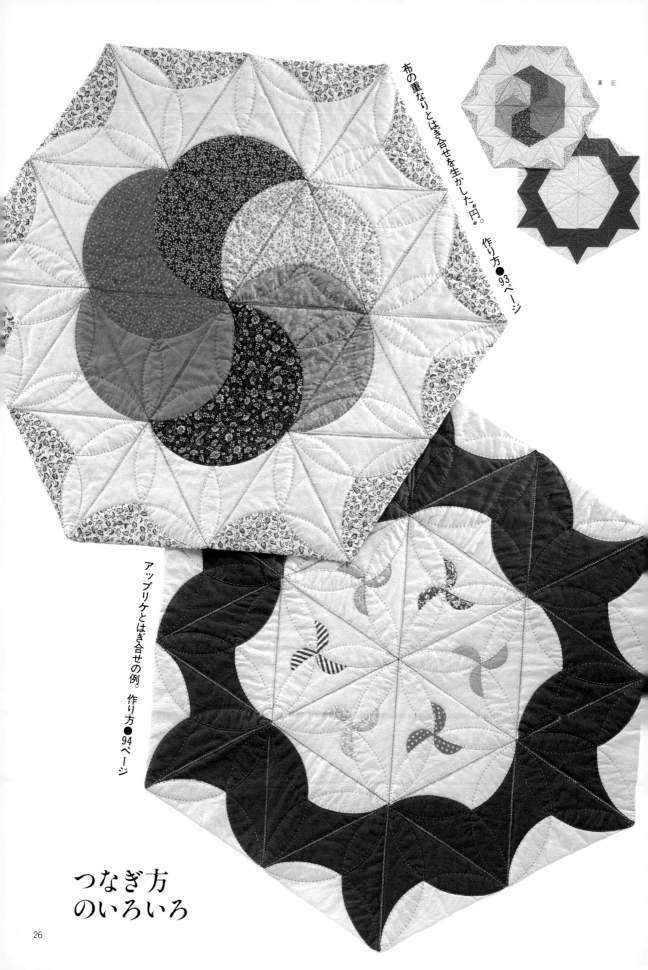

布の重なりとはぎ合せを生かした〝円〞。作り方●93ページ

裏面

アップリケとはぎ合せの例。作り方●94ページ

つなぎ方
のいろいろ

基本モチーフと、布のはぎ合せ方

1 まず、型紙を作り…

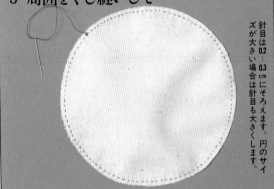

市販の工作用紙か適当な厚さのボール紙で、土台布裁ち用、土台布折り用1、土台布折り用2（＝ドミット芯裁ち用）の、3枚の型紙を作ります。

型紙内のラベル：
- 土台布 裁ち用型紙
- 土台布 折り用型紙2（ドミット芯 裁ち用型紙）
- 土台布 折り用型紙1

2 布を裁ちます。

数多く作るときは、まとめて裁ちます。

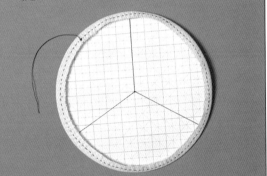

土台布は土台布裁ち用型紙を布に当て、エンピツなどで印をつけて裁ちます。ドミット芯はドミット芯裁ち用型紙で印をつけますが、芯の厚み分を差引いて裁ちます。

図内のラベル：土台布／ドミット芯

3 周囲をぐし縫いして

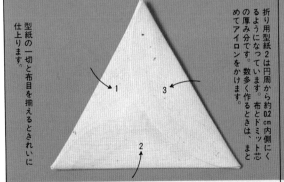

針目は0.2～0.3cmにそろえます。円のサイズが大きい場合は針目も大きくします。

メリケン針9番にハイスパンロックミシン糸または細い木綿糸（布と同色）を通して糸端に結び玉を作り、1本糸で周囲から0.3～0.4cm入った位置をていねいにぐし縫いします。

4 縫いしろをしぼり、

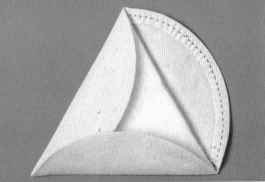

布の中心に土台布折り用型紙1を置いて、ぐし縫いした糸端を縫い方向に沿って軽く引いてしぼります（結び玉は作りません）。アイロンをしっかり当てます。

5 アイロンで三角に折って

型紙の一切と布目を揃えるときれいに仕上がります。

折り用型紙2は円周から約0.2cm内側にくるようになっています。布とドミット芯の厚み分です。数多く作るときは、まとめてアイロンをかけます。

糸をゆるめて折り用型紙1を取出し、ゆるめた糸を引いて円の形を整え、アイロンをかけます。中心に折り用型紙2を置き、三角に折りながらアイロンをかけます。

6 ドミット芯を入れます。

折りを開いてドミット芯を入れ、元に戻します。布の重ねは一定方向にするのが基本ですが、デザインによって一辺を大きく出したり、2枚めは対称にしたりもします。

3円形の布を折って作る、正三角形

できあがり寸法…1辺9cm・18cm(型紙96・97ページ)が代表的。組合せ…1辺9cmの正方形(6・34ページ)と組合せ。
寸法の変更は自由なので、菱形(30ページ)と寸法をそろえてもおもしろいでしょう。表と裏の変化が少ない形です。

7 しつけをしてキルティングし

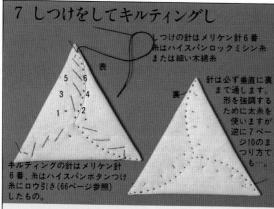

表

5 6
3 4
1 2

裏

しつけの針はメリケン針6番
糸はハイスパンロックミシン糸
または細い木綿糸

針は必ず垂直に裏まで通します。形を強調するために太い糸を使いますが逆に7ページ10のまつり方でも…。

キルティングの針はメリケン針6番、糸はハイスパンボタンつけ糸にロウ引き(66ページ参照)したもの。

小さいので待針は使いません。しつけは中心からハ刺し風に外方向へ三方にかけます。キルティングも同様に中心から外へかけるとズレずにきれいにできます。

8 つなぎます。

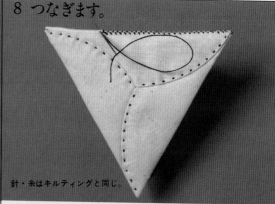

針・糸はキルティングと同じ。

2枚のモチーフを外表に合せて左手に持ち、キルティングと同じ針・糸で右端からサチヨスステッチでつなぎ合せます。ステッチと糸端の始末は7ページを参照。

⅔と⅓のはぎ合せ

1 型紙を作り

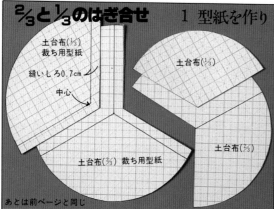

土台布(⅓)
裁ち用型紙

縫いしろ0.7cm

中心

土台布(⅓)

土台布(⅔)

土台布(⅔) 裁ち用型紙

あとは前ページと同じ

前ページで作った型紙のうち、土台布裁ち用型紙だけ作り直します。はぎ合せの線の外側に0.7cmの縫いしろをそれぞれつけるわけです。布は2色使います。

2 布を裁ってぐし縫いし

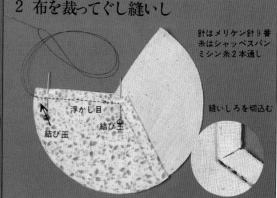

針はメリケン針9番
糸はシャッペスパン
ミシン糸2本通し

浮かし目
結び玉   結び玉

縫いしろを切込む

土台布Aと土台布Bを中表にし、一辺をそろえて待針を打ちます。中心に向って1cmぐし縫いし、持ち替えて外に向って縫いますが、中間で1目、浮かし目をします。

3 アイロンで割ります。

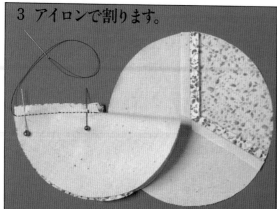

土台布(⅔)を手前に持ち替え、残りの一辺を重ねて待針を打ち、同様に縫います。布のゆがみをアイロンで整え(地直し)、縫いしろをアイロンで割ります。

4 完成すると、こうなります。

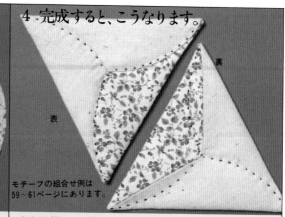

裏

表

モチーフの組合せ例は59〜61ページにあります。

あとは前ページ3〜8と同じです。これを応用すると⅓3枚のはぎ合せもできます。小花プリント、無地、格子柄などを組合せると味わい深い作品になります。

③円形の布を折って作る、正三角形

縁をぐし縫いして円形に折った布を菱形に折りたたんで、
重なりをまつるモチーフです(30ページ)。
三角形のモチーフ(27ページ)の考え方を拡げて生まれた
モチーフで、作り方も三角形で手慣れておくと
ラクに入れます。
円の縁の流れるような線や、はぎ合せによってできる
独特の形を、モチーフの形とともに楽しみましょう。

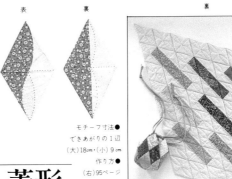

表　　裏　　　　　　裏

モチーフ寸法●
できあがりの1辺
(大)18cm・(小)9cm

作り方
(右)95ページ
(下)91ページ

4 円形の布を折って作る、菱形

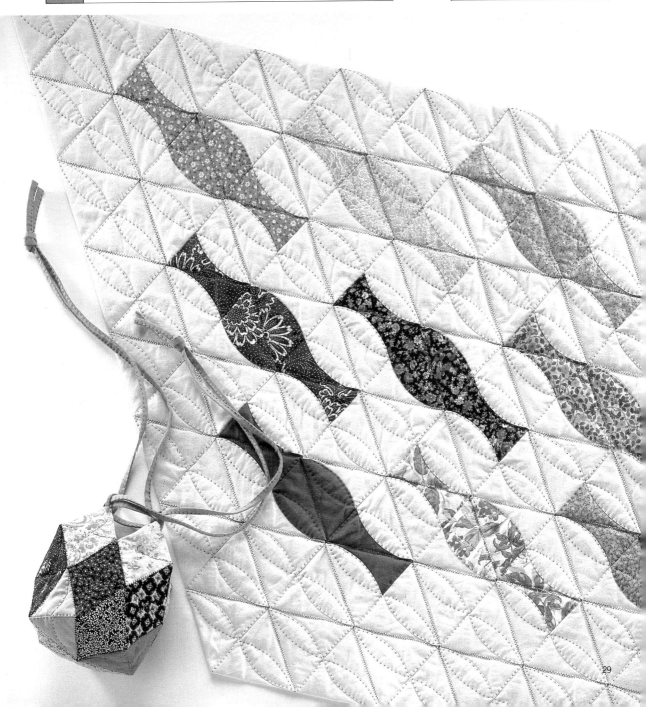

基本モチーフと、布のはぎ合せ方

1 まず、型紙を作り…

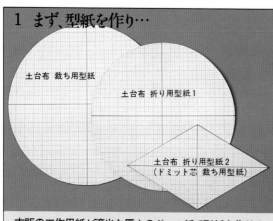

土台布 裁ち用型紙
土台布 折り用型紙1
土台布 折り用型紙2
（ドミット芯 裁ち用型紙）

市販の工作用紙か適当な厚さのボール紙で型紙を作ります。土台布裁ち用型紙、土台布折り用型紙1、土台布折り用型紙2（＝ドミット芯裁ち用型紙）の3枚です。

2 布を裁ちます。

数多く作るときは、まとめて裁ちます。

土台布

ドミット芯

土台布は土台布裁ち用型紙を布に当てて、エンピツなどで印をつけて裁ちます。ドミット芯はドミット芯裁ち用型紙で印をつけ、芯の厚み分を差引いて裁ちます。

3 ぐし縫いしてしぼります。

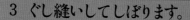

針はメリケン針9番
糸はハイスパンロック用ミシン糸または
細い木綿糸
縫い始めに結び玉を作ります。

布端から0.3〜0.4cm入った位置をていねいにぐし縫いします。中心に土台布折り用型紙1を置き、糸を縫い方向に沿って軽く引きしぼり、アイロンをしっかりかけます。

4 アイロンで四つ折りし、

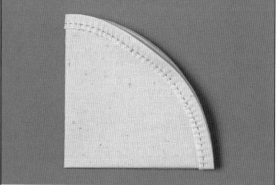

型紙を取出し、円を整えてアイロンをかけます。次に布目に沿って中表に二つ折りし、さらに二つ折りします。こうするとモチーフをつないでからの狂いが防げます。

5 菱形に折り、

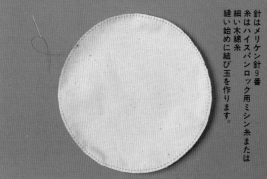

円と菱の間は 0.2cmほどズレるようになっています。これは布とドミッド芯の厚み分です。

4　3
1　2

土台布の十文字の折り線に、土台布折り用型紙2の対角線が重なるように置き、四辺をアイロンで折ります。布の折り山と型紙の間に隙間ができないように注意します。

6 このようにします。

数多く作るときは、ある程度まとめてアイロンをかけると合理的です。

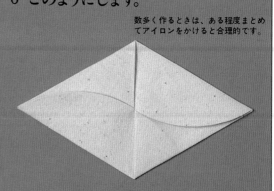

長辺はカーブ、短辺は直線が出ます。写真の状態が基本ですが、デザインによってはカーブ2ヵ所を同方向に重ね直したり、2枚めのモチーフは向きを対称にもします。

できあがり寸法…1辺6.2cm・9.2cm(型紙98・99ページ)が代表的です。組合せ…寸法を変更すれば、六角形(22ページ)、三角形(27ページ)とおもしろく組合せられます。三角形モチーフと同様、当布を使わない、裏表の変化が少ないモチーフです。

7 ドミット芯を入れて

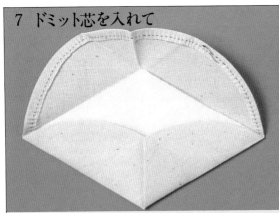

布を開いて、ドミット芯を中央に入れ、元通りたたんでおきます。次にしつけです(写真右)。まず直線部分を端から縫い、中心を通って反対側に移り、端までかけます。

8 しつけをかけ、

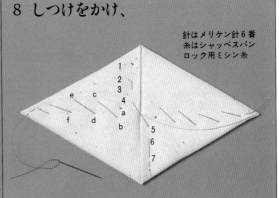

針はメリケン針6番
糸はシャッペスパン
ロック用ミシン糸

次にカーブの部分は、中心から外向きにハ刺しの要領でしつけ、もう一方も同様にします。いずれも縫い始めは糸玉、終りは結ばずにひと針返し縫いして短く切ります。

9 キルティングします。

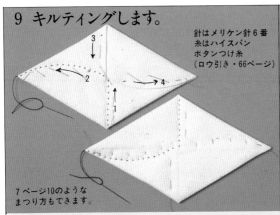

針はメリケン針6番
糸はハイスパン
ボタンつけ糸
(ロウ引き・66ページ)

7ページ10のような
まつり方もできます。

糸端に結び玉を作り、布の陰に隠して縫い始めます。針は垂直に裏まで入れて縫い、中心から横へ続けます。最後は尖端に針を出して結び玉を作り、中へ引込みます。

10 つなぎます。

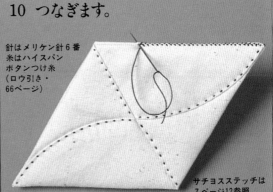

針はメリケン針6番
糸はハイスパン
ボタンつけ糸
(ロウ引き・
66ページ)

サチヨスステッチは
7ページ12参照

2枚のモチーフを外表に合せ、糸は結び玉を作って隠し、角を2度巻きかがりしてからサチヨスステッチでつなぎます。最後も2度巻きかがりして結び玉を隠します。

½のはぎ合せ

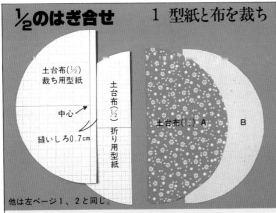

土台布(½)
裁ち用型紙

中心

縫いしろ0.7cm

土台布(½)
折り用型紙

土台布(½)A　B

他は左ページ1、2と同じ。

1 型紙と布を裁ち

左ページの型紙のうち、土台布裁ち用型紙だけ作り直します。中心線の外側に0.7cmの縫いしろをつけて裁ちます。布は2色使います。あとは3〜10と同じです。

2 完成させます。

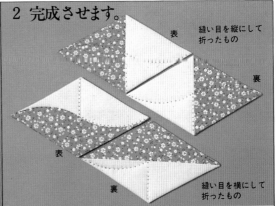

表　縫い目を縦にして折ったもの

裏

表

裏　縫い目を横にして折ったもの

縫い目を縦に扱うと上、横に扱うと下のようになります。¾+¼の組合せも、35ページのようにすれば作れます。モチーフの組合せ方は62ページを参考にしてください。

4 円形の布を折って作る、菱形

表　　　　　裏

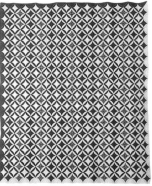

表

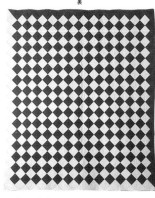

裏

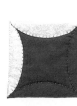

5 円形の布を折って作る、正方形

縁をぐし縫いして円形に折った布を
正方形に折りたたみ、正方形の別布を
間にはさんで作るモチーフです（34ページ）。

モチーフ寸法●
できあがりの1辺・9cm
作品寸法●
212cm×181cm
撮影協力●手押車／
フローリストみずぐるま
作り方●102ページ

モチーフ寸法●
できあがりの1辺・9cm
作品寸法●
180×180cm
作り方●101ページ

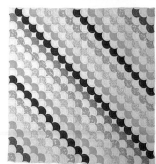

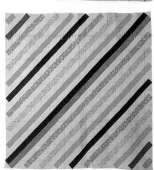

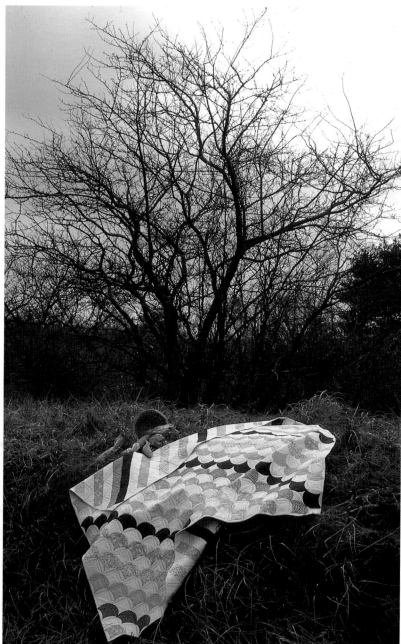

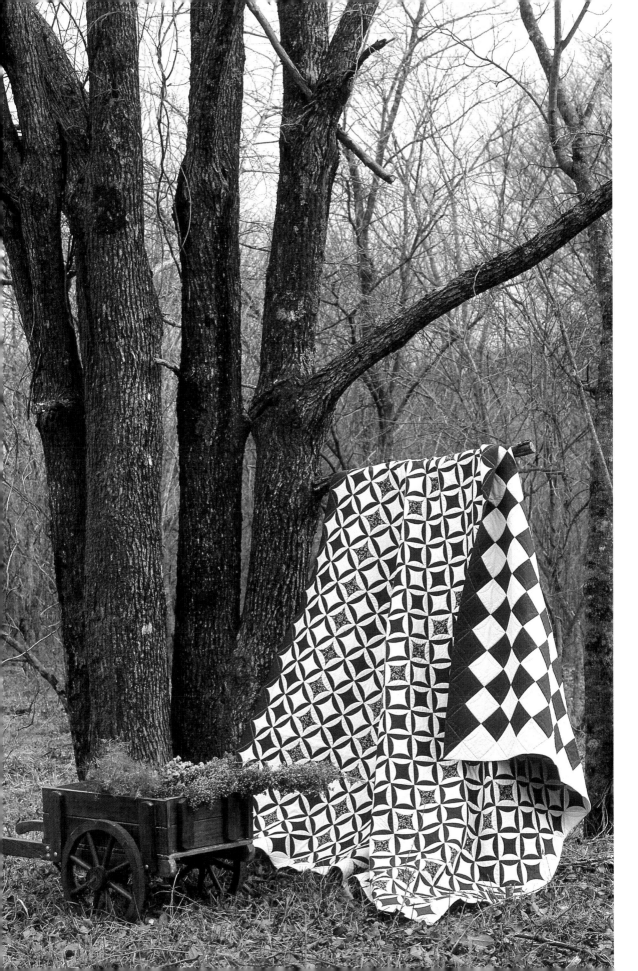

基本モチーフと、布のはぎ合せ方

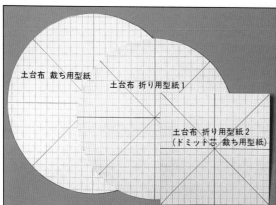

土台布 裁ち用型紙
土台布 折り用型紙1
土台布 折り用型紙2
（ドミット芯 裁ち用型紙）

市販の工作用紙か適当な厚さのボール紙を使って型紙を作ります。土台布裁ち用、土台布折り用1、土台布折り用2（＝ドミット芯裁ち用＝当布裁ち用）の3枚です。

2 布を裁ちます。

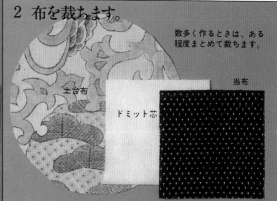

数多く作るときは、ある程度まとめて裁ちます。

土台布
ドミット芯
当布

土台布は土台布裁ち用型紙、当布は当布裁ち用型紙を布に当て、エンピツなどで印をつけて裁ちます。ドミット芯は型紙で印をつけたら芯の厚み分を差引いて裁ちます。

3 ぐし縫いしてしぼり、

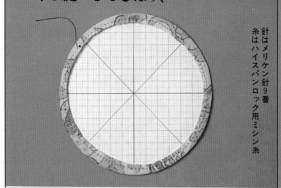

針はメリケン針9番
糸はハイスパンロック用ミシン糸

糸端に結び玉を作って土台布の周囲から0.3〜0.4cm入った位置をていねいにぐし縫いし、土台布折り用型紙1を中心にのせて糸を軽く引きしぼり、アイロンで押えます。

4 アイロンで正方形に折ります。

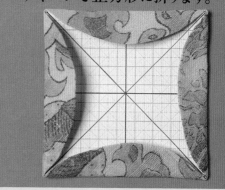

型紙を取出し、円の形を整えてアイロンをかけます。次に土台布折り用型紙2を、円の中心に、四辺が布目に沿うように置いて、アイロンで正方形に折ります。

5 ドミット芯と当布を入れ、

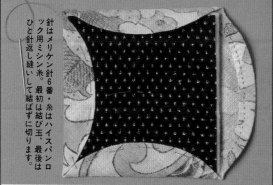

針はメリケン針6番・糸はハイスパンロック用ミシン糸。最初は結び玉、最後はひと針返し縫いして結ばずに切ります。

型紙を取出し、ドミット芯と当布を重ねて土台布に入れ、中央をひと針しつけします。周囲はぐし縫い風にしつけしますが、角は写真左下のように糸をかけておきます。

6 キルティングしてつなぎます。

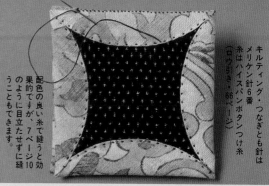

キルティング・つなぎとも針はメリケン針6番
糸はハイスパンボタンつけ糸（ロウびき・66ページ）

配色の良い糸で縫うと効果的ですが、7ページ10のように目立たせずに縫うこともできます。

糸端の結び玉は中に隠して、カーブにそって針を垂直に裏まで通して縫います。布とドミット芯がズレない上、針目がきれいにそろいます。つなぎ方は7ページと同じ

できあがり寸法…1辺4.5cm、5cm、8cm、9cm、9.3cm、24cm(型紙105〜107ページ)が代表的です。寸法は自由に変更できます。
組合せ…正方形(6・14ページ)、変形五・六・七・八角形(15・43ページ)、三角形(27ページ)とおもしろく組合せることができます。

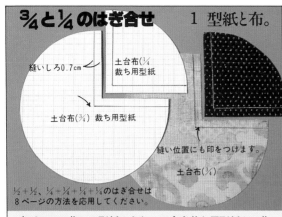

¾と¼のはぎ合せ

1 型紙と布。

縫いしろ0.7cm

土台布(¼)裁ち用型紙

土台布(¾)裁ち用型紙

縫い位置にも印をつけます。

土台布(¾)

½＋½、¼＋¾、¼＋¼＋½のはぎ合せは
8ページの方法を応用してください。

左ページで作った型紙のうち、土台布裁ち用型紙だけ作り直します。¾と¼のそれぞれの2辺に0.7cmの縫いしろを加えるわけです。他は左ページと同じに裁ちます。

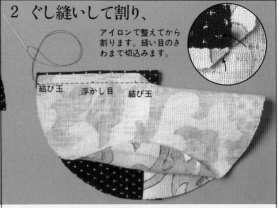

2 ぐし縫いして割り、

アイロンで整えてから割ります。縫い目のきわまで切込みます。

結び玉　浮かし目　結び玉

土台布(¼)を手前に中表に待針を打ち、糸玉を作って中心に向って1cm縫い、持ち替えて外方向に縫います。28ページ2と同様に切込み、もう一辺も同様にします。

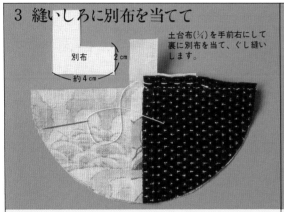

3 縫いしろに別布を当てて

土台布(¼)を手前右にして裏に別布を当て、ぐし縫いします。

別布

2cm

約4cm

できあがりのモチーフの中心にステッチなどを入れない場合は、縫いしろが返るのを防ぎ、同時にはぎ目を保護するため、別布(シーチングなど)を縫いつけると安心です。

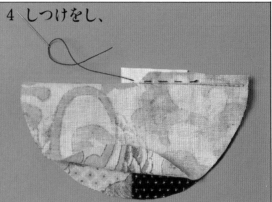

4 しつけをし、

持ち替えて土台布(¾)を手前に見て、別布と縫いしろを荒い針目のぐし縫いで縫い合せ…、

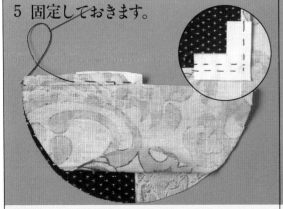

5 固定しておきます。

続けて土台布(¾)の別の一辺も縫いつけ、ひろげてアイロンをかけます。作品になれば見えない部分ですが、ちょっとした心使いで作品の価値が高まります。

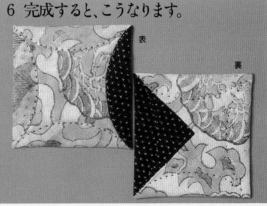

6 完成すると、こうなります。

表

裏

あとは左ページ3〜6と同じです。ここでは当布を土台布と同色にして藍の部分を強調しましたが、土台布だけでなく当布もはぎ合せると多様になります(次ページ)。

5 円形の布を折って作る、正方形

はぎ合せと組合せのいろいろ

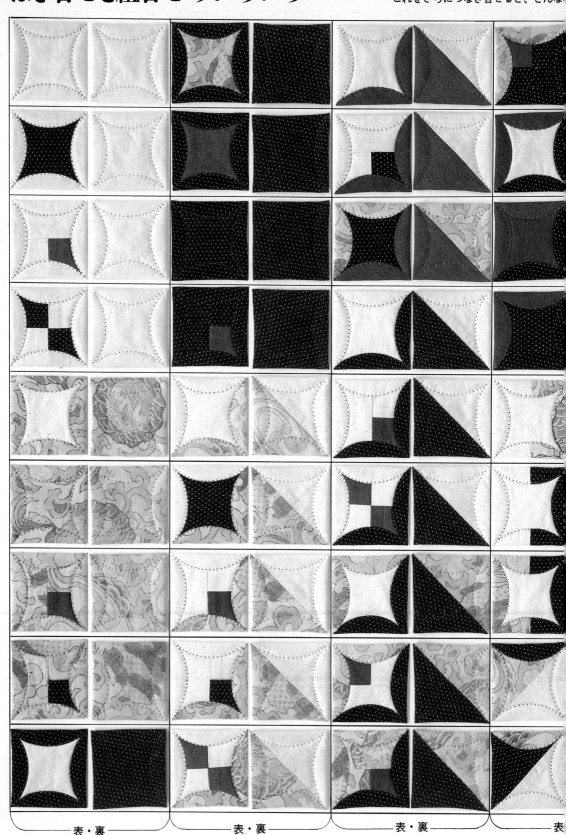

表・裏　　　　　　表・裏　　　　　　表・裏　　　　　　表

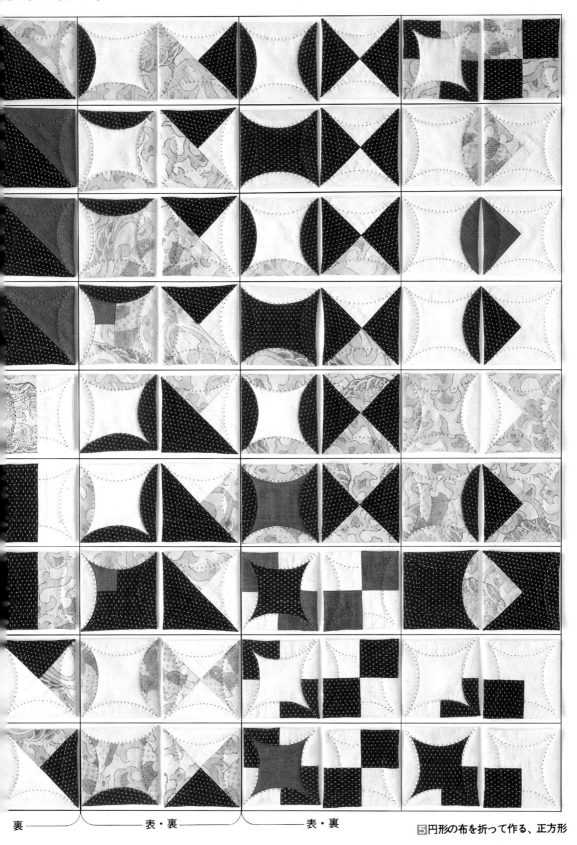

裏————— ——表・裏———— ————表・裏———— ⑤円形の布を折って作る、正方形　　37

つなぎ方のいろいろ

前ページのモチーフを、組合せてつないでみましょう。頭で考えるだけでなく、できた
ものです。写真は左が表、右が裏ですが、表と裏はとても印象の違うものになるので、

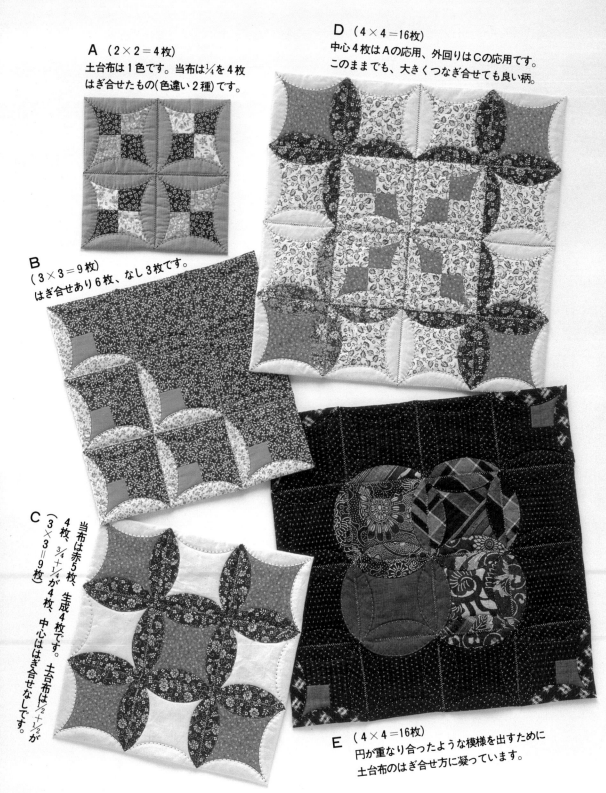

A（2×2＝4枚）
土台布は1色です。当布は¼を4枚
はぎ合せたもの（色違い2種）です。

D（4×4＝16枚）
中心4枚はAの応用、外回りはCの応用です。
このままでも、大きくつなぎ合せても良い柄。

B（3×3＝9枚）
はぎ合せあり6枚、なし3枚です。

C
当布は赤5種、
4枚、
¾＋¼が4枚、
生成4枚
（3×3＝9枚）
枚です。
中心ははぎ合せ
土台布は½＋½が
なしです。

E（4×4＝16枚）
円が重なり合ったような模様を出すために
土台布のはぎ合せ方に凝っています。

38

チーフを実際に置いてみて、向きを変えたり別のモチーフと入替えたり、気に入った模様になるまで工夫するのは、楽しい
ず両面確かめて決めてください。こうしてできたブロックは、そのまま使うのはもちろん、大作の大切なヒントになります。

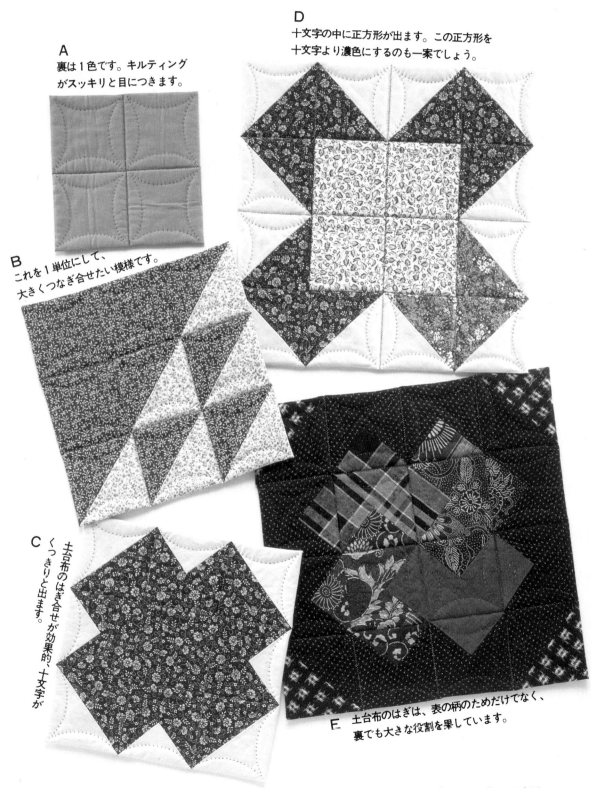

A
裏は1色です。キルティング
がスッキリと目につきます。

B
これを1単位にして、
大きくつなぎ合せたい模様です。

C
土台布のはぎ合せが効果的、十文字が
くっきりと出ます。

D
十文字の中に正方形が出ます。この正方形を
十文字より濃色にするのも一案でしょう。

E
土台布のはぎは、表の柄のためだけでなく、
裏でも大きな役割を果しています。

円を折って作る、正方形モチーフを、
大きいサイズで作ってみましょう。
16・17ページのように当布に凝ることも
できますが、ここでは主に土台布に凝り、
折返しのカーブの部分に別布を重ねで、
つないだ時の効果をねらってみました。

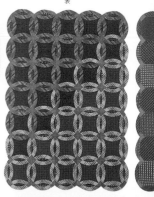

表　　　　　裏　　　　　　　表

● モチーフ寸法 ●
できあがりの1辺・25cm
● 作品寸法 ●
約186cm×136cm
撮影協力 ● 社台ファーム
かご／ル・タンタン
椅子・チェスト／サザビー
● 参考作品

応用1：大きいサイズで 土台布に凝る

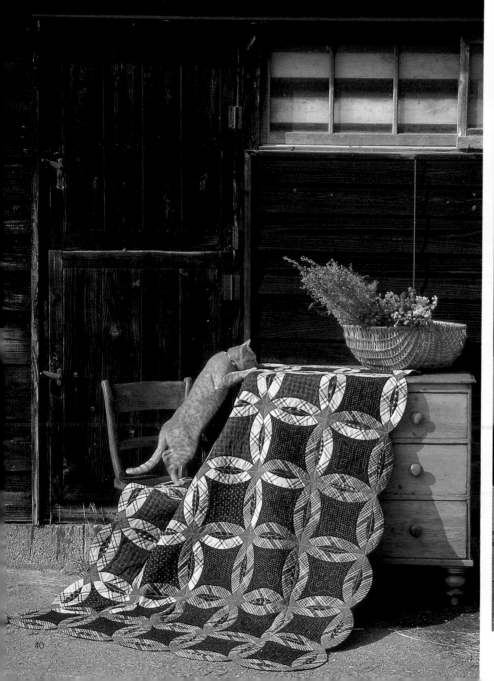

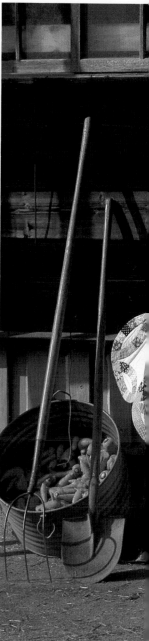

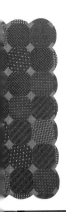

表　　　　裏

表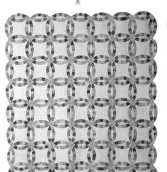

裏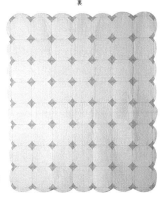

モチーフ寸法●
できあがりの1辺・25.5㎝
作品寸法●
約215㎝×189.5㎝
撮影協力●
社台ファーム
かご／ル・タンタン

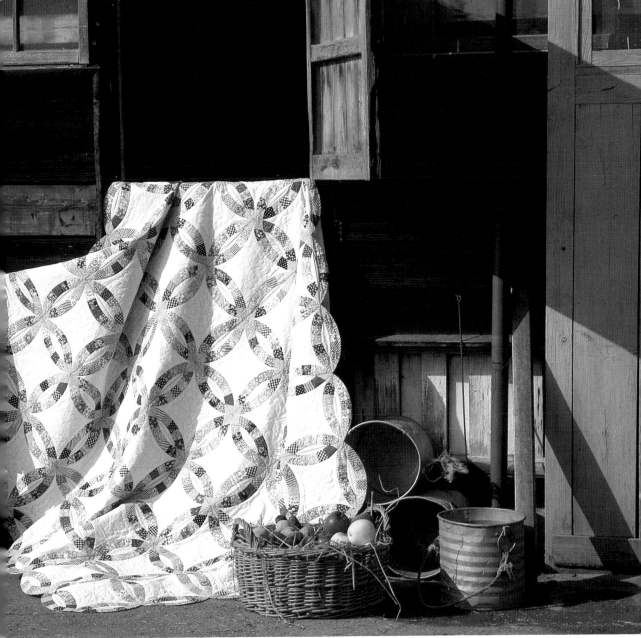

この本でご紹介したモチーフは、そのまま、または少し寸法を変えて
種類の違うものを組合せることもできます。
（17ページ I・J、21ページ、44ページ下など）
右は1枚の広幅の古代裂（柄物）を生かすために、
大きいモチーフは布の寸法に合せて作り、
これに合せて他のモチーフも作った例です。
（下は、応用1の作品例です）

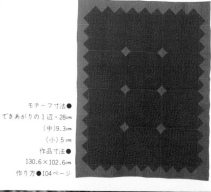

裏

モチーフ寸法●
できあがりの1辺・28cm
（中）9.3cm
（小）5 cm
作品寸法●
130.6×102.6cm
作り方●104ページ

応用2：モチーフを組合せる

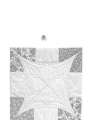

表

モチーフ寸法●
できあがりの1辺・24cm
作品寸法●
96cm×72cm
撮影協力●
社台ファーム
乳母車／マダムロタン
作り方●103ページ

表

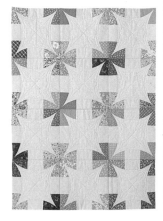

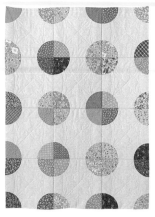

裏

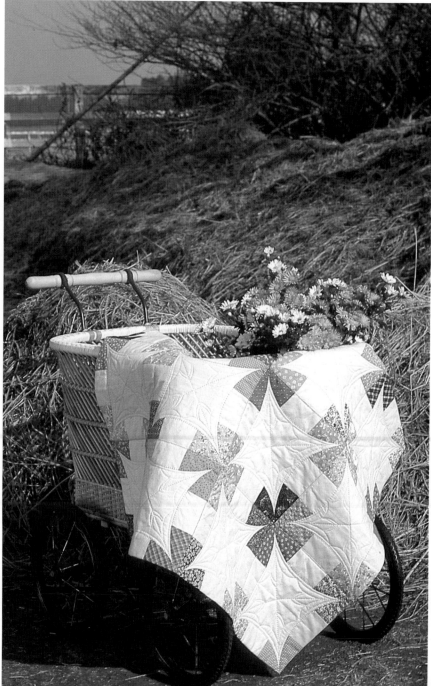

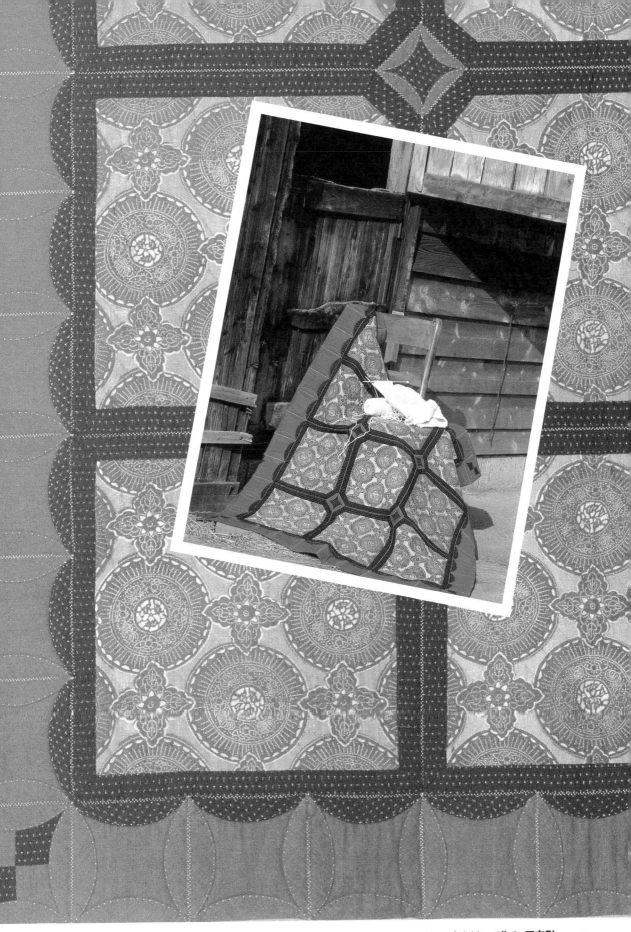

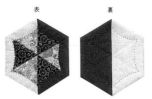

表　　　　　裏　　　　　表　　　　　裏　　　　　　　　　裏

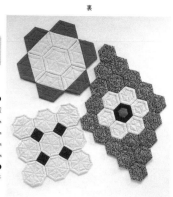

モチーフ寸法●
できあがりの1辺
　　　（左上）7㎝
　　（左下大）4.5㎝
　　（〃 小）4.5㎝
　　　（右下）4.6㎝
　　　　作り方●
108〜110ページ

6　円形の布を折って作る
正六角形と正八角形

縁をぐし縫いして円形に折った布を、六角形または八角形に
折りたたんで土台布にし、別布を当てて作るモチーフです。
正方形のモチーフ(34ページ)の考え方を拡げて生まれた
もので、作り方も正方形で手慣れておくとラクに入れます。
他に五角・七角・九角以上のものも考えられますが、
つなぎやすさや形の美しさの面で、
魅力が少ないようです。

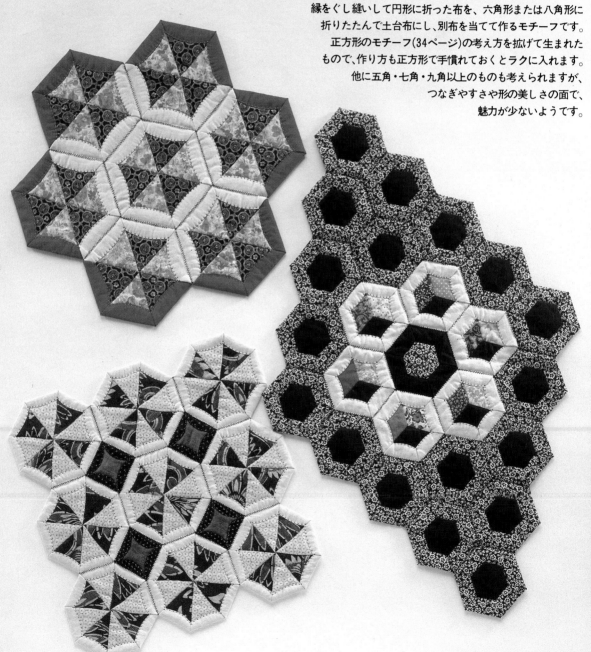

基本モチーフと、土台布のはぎ合せ方

六角

1 まず、型紙を作り…

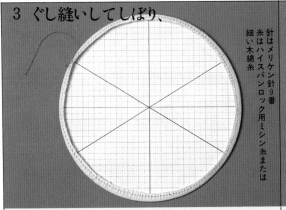

当布 裁ち用型紙

土台布 裁ち用型紙

土台布 折り用型紙1

土台布 折り用型紙2
（ドミット芯 裁ち用型紙）

工作用紙かボール紙を使って、型紙を作ります。土台布裁ち用型紙、土台布折り用型紙1、土台布折り用型紙2（＝ドミット芯裁ち用）、当布裁ち用型紙の4枚です。

2 布を裁ちます。

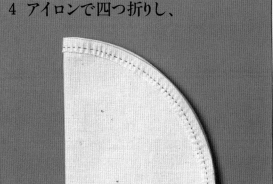

土台布

ドミット芯

何枚か作るときは、まとめて裁ちます。

土台布は土台布裁ち用型紙、当布は当布裁ち用型紙を布に当て、印をつけて裁ちます。ドミット芯はドミット芯裁ち用型紙で印をつけ、芯の厚み分を差引いて裁ちます。

3 ぐし縫いしてしぼり、

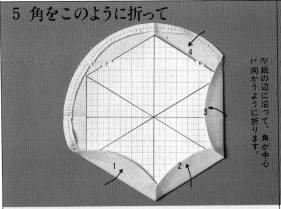

針はメリケン針9番
糸はハイスパンロック用ミシン糸または
細い木綿糸

土台布の縁から0.3〜0.4cm入った位置をていねいにぐし縫いし、土台布折り用型紙1を中心にのせて糸を引きしぼります。アイロンを押当てるようにしっかりかけます。

4 アイロンで四つ折りし、

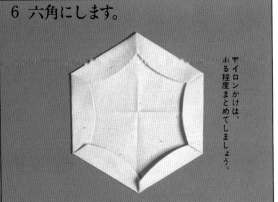

型紙を取出してゆるめた糸をしぼり直し、円を整えてアイロンをかけます。中表にして、布目が縦横に通るように、アイロンで四つ折りします。

5 角をこのように折って

型紙の辺に沿って、角が中心に向かうように折ります。

4

3

1

2

土台布の十文字の折り線上に、土台布折り用型紙2の縦横中心線が通るように置き、六辺をていねいに折ります。六つの角は、それぞれの案内線に沿うように注意します。

6 六角にします。

アイロンかけは、ある程度まとめてしましょう。

六角形になります。円を折って作る六角形の場合は、角の折りしろが少ないので、22ページ4のような折り直しはしません。型紙をはずします。

⑥円形の布を折って作る、正六角形と正八角形

六角●できあがり寸法…1辺4.6cm・7cm（型紙111ページ）が代表的。組合せ…六角形(22ページ)正方形(71ページ)と。
寸法を変えれば三角形(27ページ)、菱形(30ページ)、正方形(34ページ)とも。大きければ16・17ページのような扱いも。

7 ドミット芯と当布を入れ、

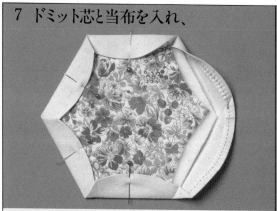

ドミット芯と当布を重ねて中心にのせ、中心をしつけで止めます。針はメリケン針6番、糸はハイスパンロック用ミシン糸か細い木綿糸。次に待針を打ちます。

8 しつけをします。

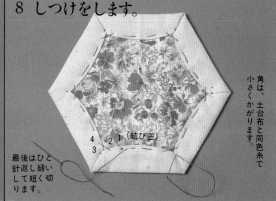

角は、土台布と同色糸で小さくかがります。

最後はひと針返し縫いして短く切ります。

4 2 1（結び玉）
3

同じ糸で周囲にしつけをかけます。メリケン針9番にシャッペスパンミシン糸を2本取りにして、六つの折り山を裏まで通して二度巻きかがりをし、それぞれ止めます。

9 キルティングをして完成。

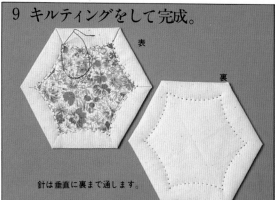

表

裏

針は垂直に裏まで通します。

メリケン針6番と、ハイスパンボタンつけ糸にロウ引き（66ページ）したものでステッチを入れます。7ページ10のような目立たないまつりにしても良いでしょう。

10 つなぎます。

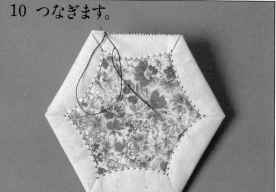

モチーフ2枚を外表に持ってつなぎ合せます（7ページ12と同じ方法）。このステッチも充分にデザインの要素になるので、配色に気を配って効果を楽しんでください。

八角　1 六角を応用します。

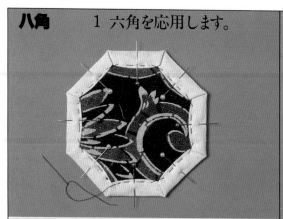

円からの八角形も同要領です。角を折るときは、上に重なる側の折り山が中心に向う案内線に沿うように、かげヒダの角度を指先で調整しながらアイロンをかけます。

2 完成すると、こうなります。

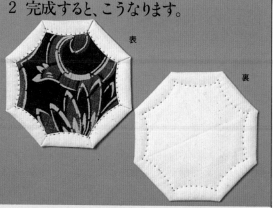

表

裏

ここでは当布を1枚布で作りましたが、配色、配置を考えて切替えると、変化に富んだ楽しい模様になります。47—48ページを参考に、応用してみてください。

当布をはぎ合せる

½のはぎ合せ

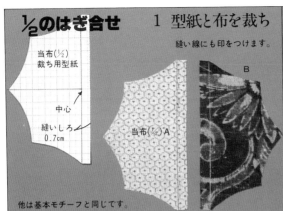

当布(½) 裁ち用型紙

中心

縫いしろ 0.7cm

他は基本モチーフと同じです。

1 型紙と布を裁ち

縫い線にも印をつけます。

B

当布(½)A

2 割りはぎします。

最後も結び玉　浮かし目　結び玉

縫いしろは 下の4のよ うに別布で 押えるか、 仕上げてか らキルティ ングをして 押えましょう。

針はメリケン針9番 糸はシャッペスパンミシン糸を 2本通しにします。

あとは基本モチーフと同じです。 完成品は次ページ右下に。

基本モチーフで作る型紙のうち、当布裁ち用型紙だけ作 り直します。中心線(縫い線)の外側に0.7cmの縫いしろ をつけるわけです。布は2色使います。

当布A・Bを中表に重ねて待針を打ち、ぐし縫いして中 間に浮かし目を作り、糸しごきをして地直しのアイロン と割りのアイロンをかけます(8ページと同じです)。

¼のはぎ合せ

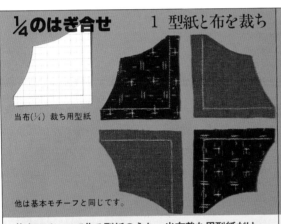

当布(¼) 裁ち用型紙

他は基本モチーフと同じです。

1 型紙と布を裁ち

2 ぐし縫いして…

結び玉

最後も 結び玉

基本モチーフで作る型紙のうち、当布裁ち用型紙だけ、 ¼の縦横2方向に0.7cmの縫いしろをつけて作ります。 布は2～4色使い、縫い位置にも印をつけておきます。

当布AB、CDをそれぞれ中表に重ねて待針を打ち、ぐ し縫いします。短いので浮かし目は作りません。糸しご きし、地直しして割ります(9ページ3と同じです)。

3 さらにぐし縫いし、

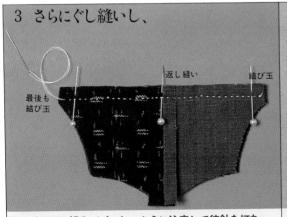

最後も 結び玉

返し縫い　結び玉

はぎ合せた部分がズレないように注意して待針を打ち、 ぐし縫いします。中心の割りはぎ部分は返し針をします。 糸しごきを充分にし、地直しのアイロンをかけます。

4 アイロンで割ります。

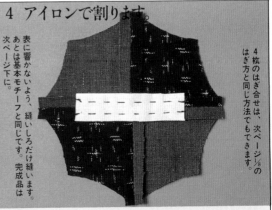

表に響かないよう、縫いしろだけ縫います。あとは基本モチーフと同じです。完成品は次ページ下に。

4枚のはぎ合せは、次ページ⅛のはぎ方と同じ方法でもできます。

縫いしろをアイロンで割ります。当布の中心部にキルテ ィングやアップリケをしないときは、縫いしろが返るの を防ぐため、別布をしつけで止めます。

⑥円形の布を折って作る、正六角形と正八角形

八角●できあがり寸法…1辺4.5cm(型紙111ページ)が代表的。組合せ…1辺4.5cmの正方形(71、107ページ)と。寸法を大きくすれば16・17ページのように扱うこともでき、大きな八角形(17ページ)との組合せもできます。

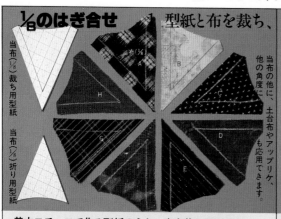

⅛のはぎ合せ

1 型紙と布を裁ち、

当布(⅛)裁ち用型紙　当布(⅛)折り用型紙

当布(⅛)

基本モチーフで作る型紙のうち、当布裁ち用型紙だけ、8等分した2辺に0.7cmの縫いしろをつけて当布(⅛)裁ち用型紙を作ります。布の縫い位置にも印をつけます。

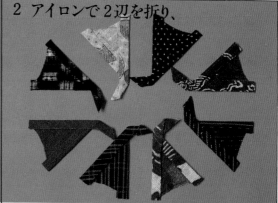

2 アイロンで2辺を折り、

当布(⅛)の裏に当布折り用型紙(⅛)をのせ、一辺に沿ってアイロンで折り、別の辺も折って角は写真のようにします。8枚とも同方向に折ってください。

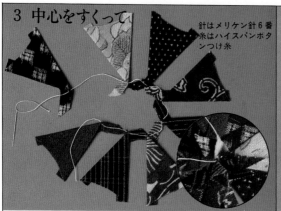

3 中心をすくって

針はメリケン針6番
糸はハイスパンボタンつけ糸

配置を確認し、折り山の尖端(中心)を表から見て小さくすくい、8枚通します。裏返して糸を静かに引きながら布を配置順に寄せ、糸をしっかり結びます。

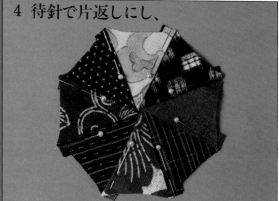

4 待針で片返しにし、

表に返し、アイロンで折った縫いしろの一方を開いて隣の布と正確に重ね、待ち針を打ちます。全部同じ方向に開いてください。

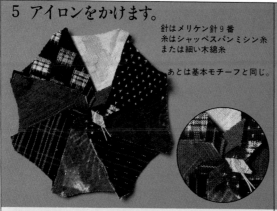

5 アイロンをかけます。

針はメリケン針9番
糸はシャッペスパンミシン糸
または細い木綿糸

あとは基本モチーフと同じ。

裏中心の縫いしろを一方向に重ねてアイロンで押えます。縫わないまま土台布にのせ、重ねぎわを裏まで通してまつります。14ページのアップリケはこの応用です。

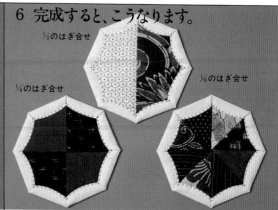

6 完成すると、こうなります。

⅛のはぎ合せ
⅛のはぎ合せ
¼のはぎ合せ

それぞれ完成したところです。1枚で見るときと大きな組合せの中で考えるときとでは感じが違います。配色や配置をいろいろ考えて、効果的な使い方をしてください。

カラーページでご紹介したモチーフは、
どう組合せればどんな模様になり、どういう作品にふさわしいでしょうか。
布の色や種類はひとまず考えないことにして、
主なモチーフを、枚数の少ない組合せから順に、思いつくままあげ、
次に、このブロックを生かす大きな組合せを考えてみました。
表と裏の関係や、枚数による模様の変化がのみ込めれば、応用は思いのままです。
少ない誌面にご紹介したものにとどまらず、大胆で美しい模様を作ってください。

つなぎ方のいろいろ

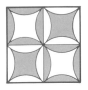 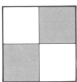
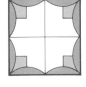

正方形モチーフ
4枚の組合せ

正方形モチーフは、正方形の布を折って作るモチーフ（6ページ）と円形の布を折って作るモチーフ（34ページ）がありますが、ここでは円形からのものを例に考えてみました。正方形からのものも、裏面の表情は同じです。表面はどんな感じになるか、またできるか、図を参考に考えてみてください。模様の中には1組で美しいものもあり、何組かつないだ時に生きるものもあります。繰り返し並べたらどんな感じか、向きを変えて組合せたらどうなるか、別の模様と組み合せたらどうか、無地のモチーフを間にはさんだらどんな感じか、表と裏を組合せたらどうか、などと考えていくと、組合せからの発想だけでも数限りなくアイディアが浮かんでくると思います。実際に作る場合は布の色や種類、全体の構成や大きさなど、さまざまな要素が加わり、それぞれに個性を発揮できますから、モチーフの基本は数少なくても、作品はひとつひとつが変化に富んだものになるわけです。

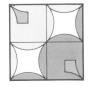
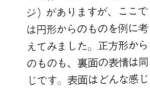

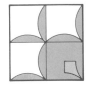
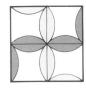 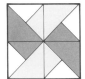

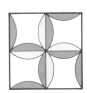

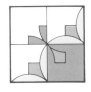
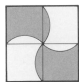

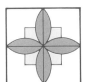
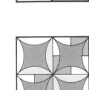

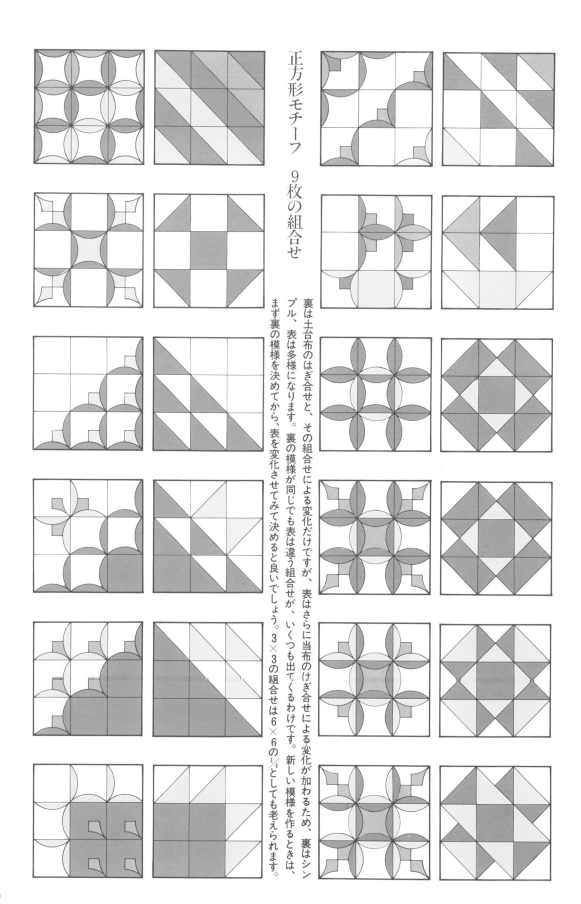

正方形モチーフ　9枚の組合せ

まず裏の模様を決めてから、表を変化させてみて決めると良いでしょう。3×3の組合せは6×6の1/4としても考えられます。

裏は土台布のはぎ合せと、その組合せによる変化だけですが、表はさらに当布のけぎ合せによる変化が加わるため、裏はシンプル、表は多様になります。裏の模様が同じでも表は違う組合せが、いくつも出てくるわけです。新しい模様を作るときは、

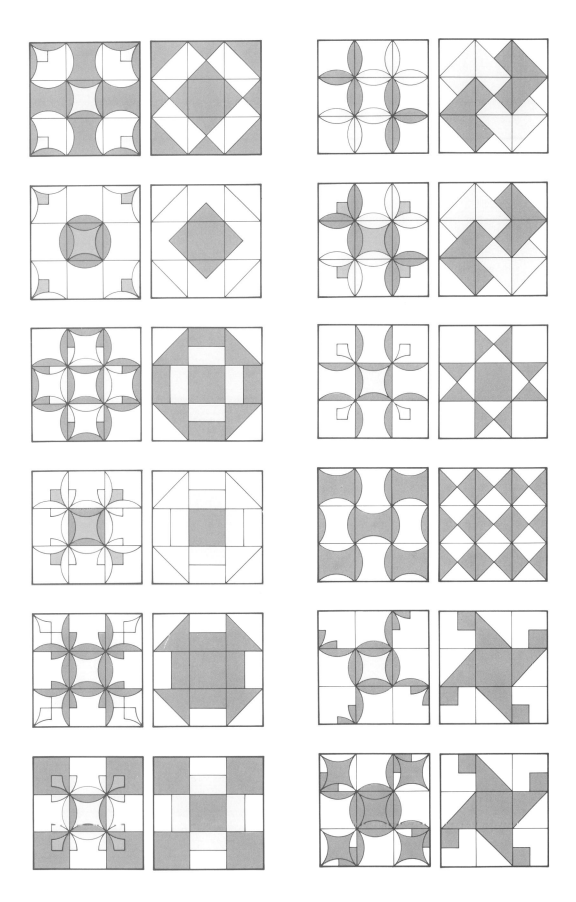

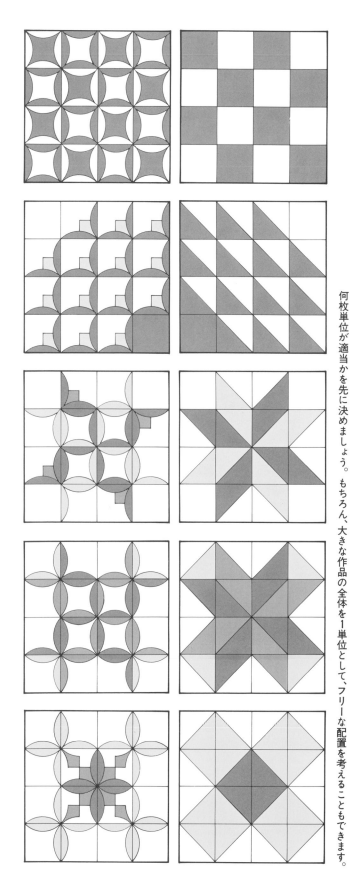

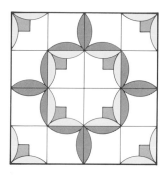

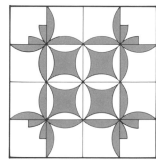

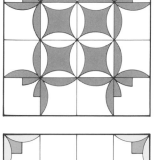

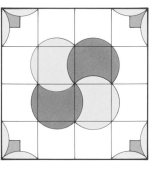

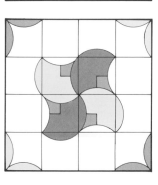

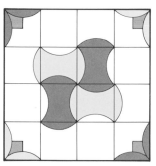

正方形モチーフ　16枚の組合せ

16枚・4×4の組合せは、49ページの4枚・2×2の組合せを4組合せて考えることもできますし、53ページ下の例のように、より大きな広がりを意識して模様を作るのも良いでしょう。5×5・25枚の組合せ、6×6・36枚の組合せ、7×7、8×8…と、どんどん大きな単位で考えることもできますが、その場合は作品にまとめたときのできあがり寸法を意識して、何枚単位が適当かを先に決めましょう。もちろん、大きな作品の全体を1単位として、フリーな配置を考えることもできます。

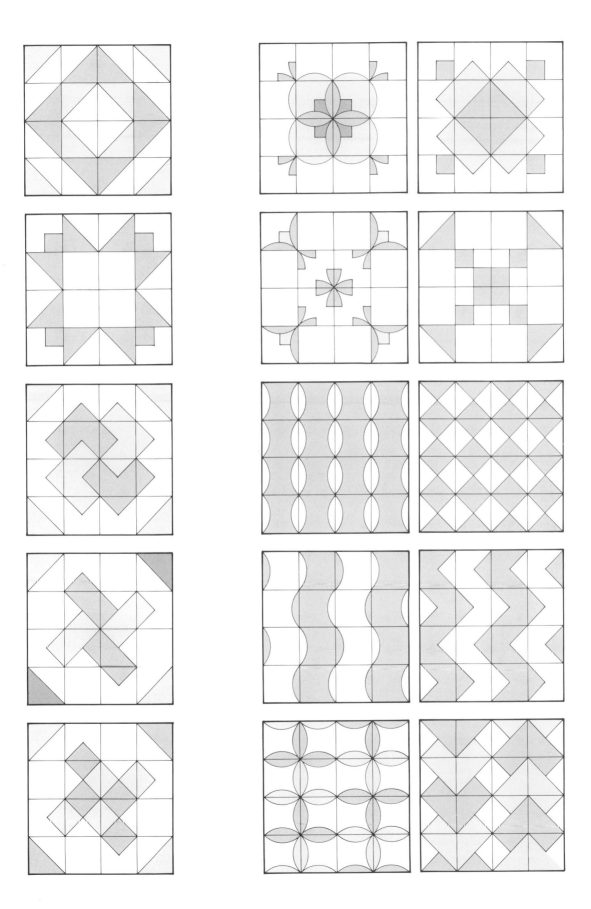

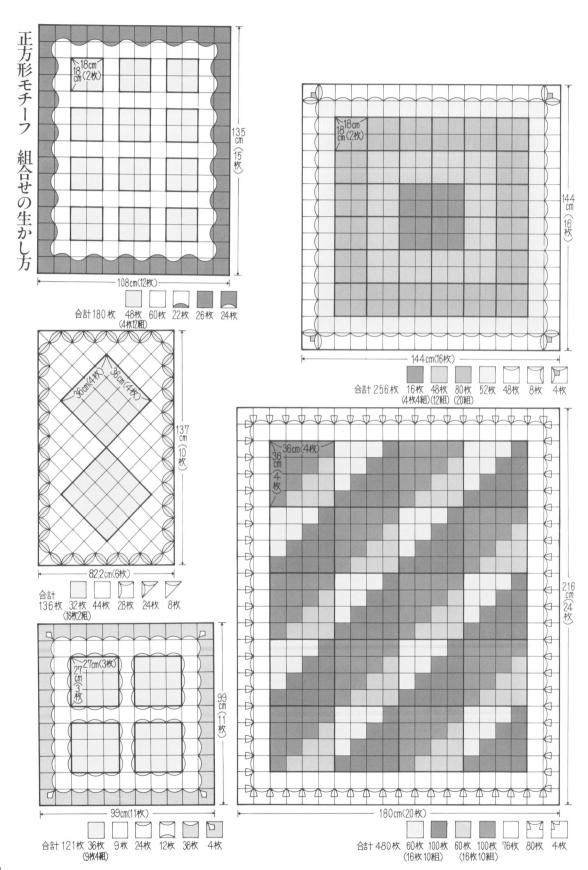

正方形モチーフ　組合せの生かし方

18cm
18cm（2枚）

135cm（15枚）

108cm（12枚）

合計180枚　48枚　60枚　22枚　26枚　24枚
（4枚12組）

18cm
18cm（2枚）

144cm（16枚）

144cm（16枚）

合計256枚　16枚　48枚　80枚　52枚　48枚　8枚　4枚
（4枚4組）（12組）（20組）

36cm（4枚）　36cm（4枚）

137cm（10枚）

82.2cm（6枚）

合計136枚　32枚　44枚　28枚　24枚　8枚
（16枚2組）

36cm（4枚）
36cm（4枚）

216cm（24枚）

27cm（3枚）
27cm（3枚）

99cm（11枚）

99cm（11枚）

合計121枚　36枚　9枚　24枚　12枚　36枚　4枚
（9枚4組）

180cm（20枚）

合計480枚　60枚　100枚　60枚　100枚　76枚　80枚　4枚
（16枚10組）（16枚10組）

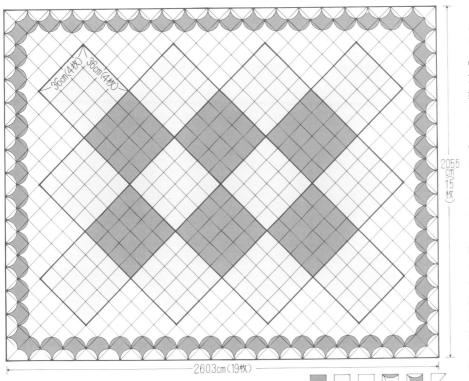

36cm(4枚) 36cm(4枚)

2055cm(15枚)

2603cm(19枚)

合計 604枚	96枚(6組)	192枚(12組)	124枚	60枚	64枚	68枚

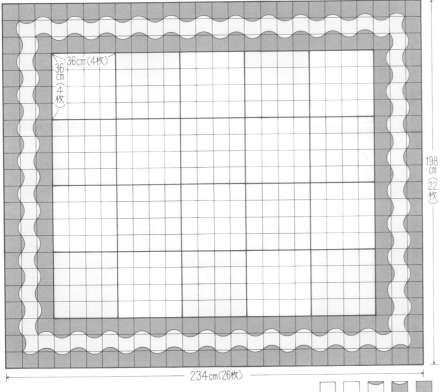

36cm(4枚)

36cm(4枚)

198cm(22枚)

234cm(26枚)

合計 572枚	160枚(10組)	160枚(10組)	84枚	84枚	84枚

４枚単位、９枚単位などにまとめた模様を、つなぎ合せて作品を作るときの考え方です。花びん敷き、袋ものなどからテーブルセンター、テーブルクロス、ソファの背もたれ、こたつカバー、壁かけ、ベッドカバーなどの大きいものまで、いろいろな生かし方があります。模様が先に決まっているときは、それを生かせる配置やできあがり寸法、用途を考えましょう。用途が先に決まった場合は、それにふさわしいできあがり寸法の目安をつけ、モチーフの枚数を決め、その中にあてはめる模様の単位を考えると良いでしょう。同じ模様を単純に繰り返すのが最も美しい場合もありますが、無地のモチーフを１列間にはさむことで柄が生きたり、寸法がちょうどよくなったりする場合もあります。ボーダー柄を別に考えてみるのも寸法の調節に便利な方法ですし、味わいが複雑になって、"作品"らしい雰囲気が出るでしょう。何種類か、別の模様を組合せたり、寸法の合う大きなモチーフを組合せたりするのも楽しい手法です。図の数字は、１辺９cmのモチーフで作った場合のものです。

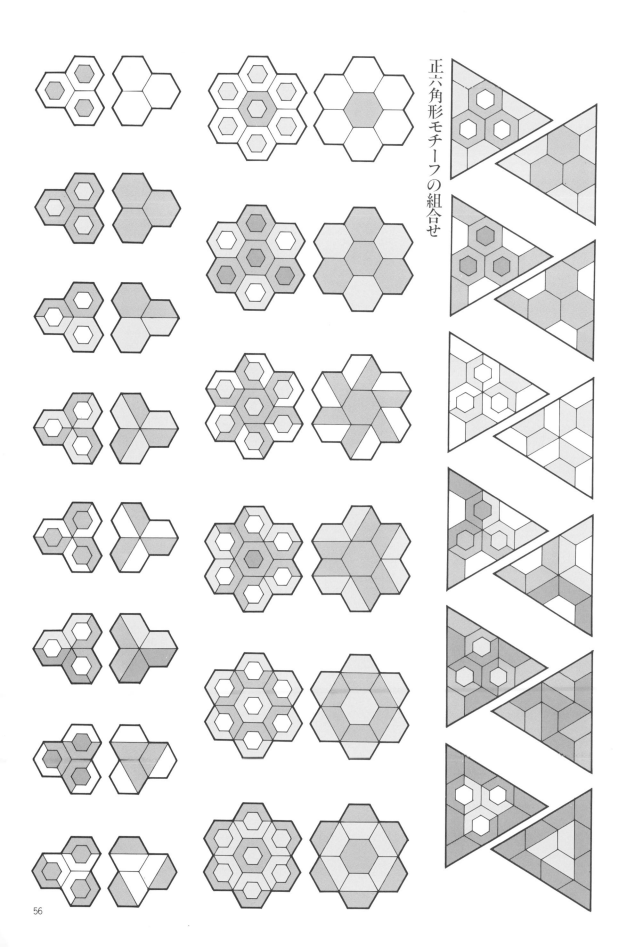

正六角形モチーフは、六角形の布からのもの（22ページ）と円からのもの（45ページ）があり、図は六角形からのものですが、円の場合もほとんど同じように考えられます。正方形と同じように、3枚1組の場合、7枚1組の場合…と、六角に都合のよい枚数で模様を考えてみましょう。特徴のある輪郭線に魅力がありますが、直線的なラインにしたい場合は1/2のモチーフや、菱形モチーフを補助的に使えばまとまります。六角形は、三角形6枚の組合せと考えることもでき、菱形とも合性が良いので、これらをアクセントに入れたり、ボーダーにつけても良いでしょう。大作の例も考えてみてください。図中の数字はモチーフの1辺が4.6cmの場合の参考寸法と枚数です。

税5%

補充注文カード

貴店名

冊

NV 8119

書名　発行所

村木幸代の
新しいパッチワーク

日本ヴォーグ社

著者

村木幸代

9784529015233

ISBN978-4-529-01523-3
C5077 ¥2816E

定価2957円
（本体2816円）
税5%

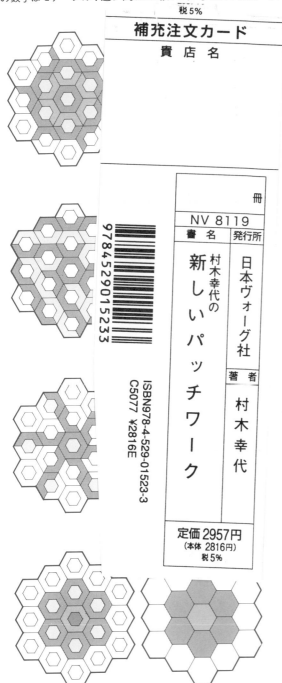

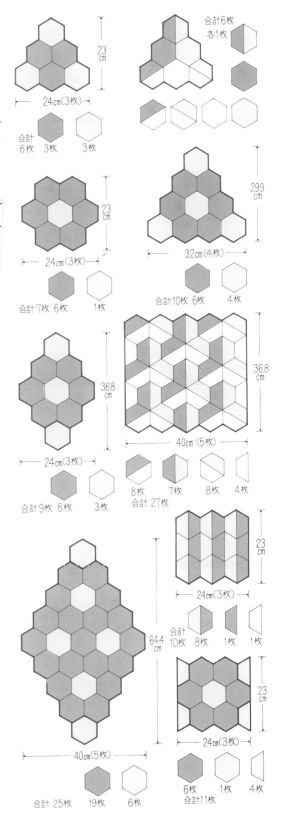

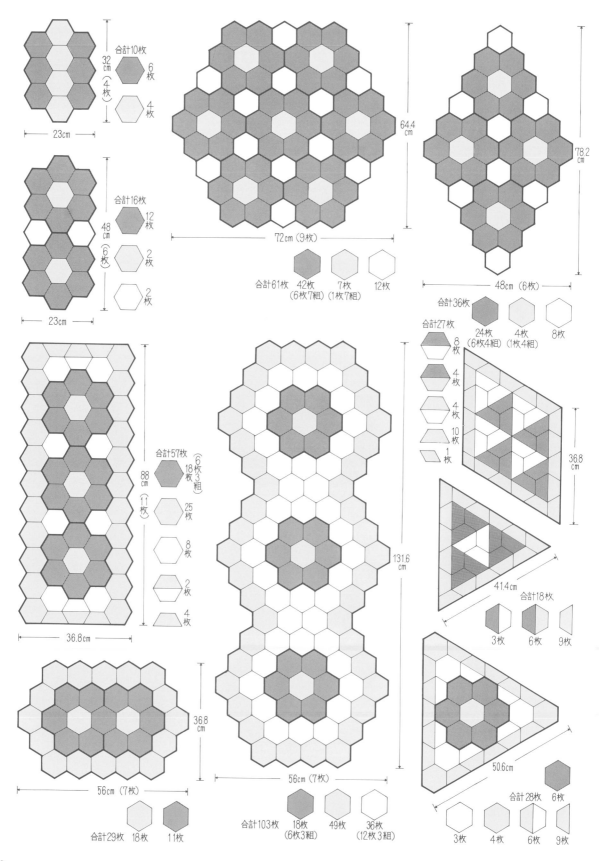

合計10枚

6枚

4枚

32cm（4枚）

23cm

合計16枚

12枚

2枚

2枚

48cm（6枚）

23cm

64.4cm

72cm（9枚）

合計61枚　42枚（6枚7組）　7枚（1枚7組）　12枚

78.2cm

48cm（6枚）

合計36枚　24枚（6枚4組）　4枚（1枚4組）　8枚

合計27枚

8枚

4枚

4枚

10枚

1枚

36.8cm

合計57枚　18枚（6枚3組）　25枚　8枚　2枚　4枚

（11枚）

88cm

36.8cm

131.6cm

41.4cm

合計18枚　3枚　6枚　9枚

36.8cm

56cm（7枚）

合計29枚　18枚　11枚

56cm（7枚）

合計103枚　18枚（6枚3組）　49枚　36枚（12枚3組）

50.6cm

合計28枚　3枚　4枚　6枚　6枚　9枚

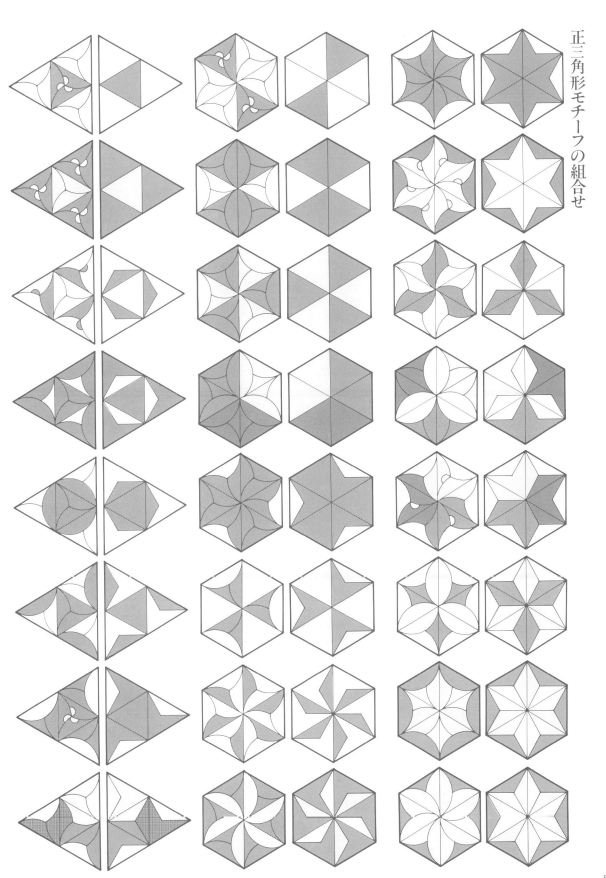

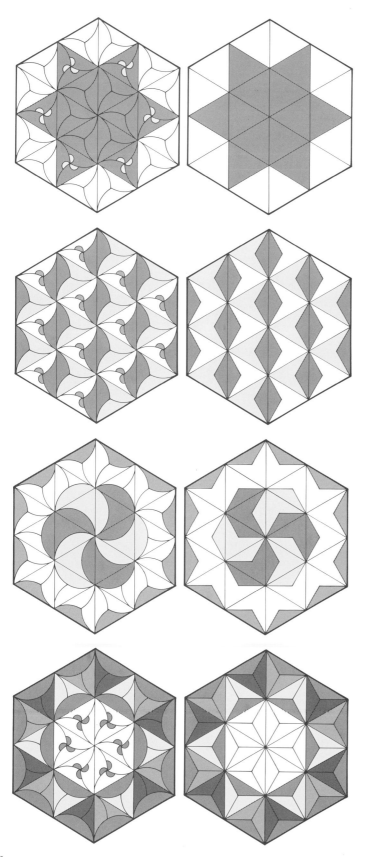

正三角形の組合せを4枚1組、6枚1組、18枚1組で考えてみた例です。さらに大きな単位でも考えてみることもできます。三角・六角・菱形などにまとまりやすいモチーフで、つないでできた1組を、1枚のモチーフと考えて構成していくとダイナミックな考えが浮かびそうです。また、同じサイズ、または大きなサイズの六角形モチーフや菱形モチーフ、大きな三角形モチーフなどを組合せても、違ったイメージの模様が作れます。作品を作るときは、どんな輪郭線のものにするかをまず決めてから配置を考えると良いでしょう。

図は、モチーフの1辺が18cmの場合の参考寸法と枚数です。

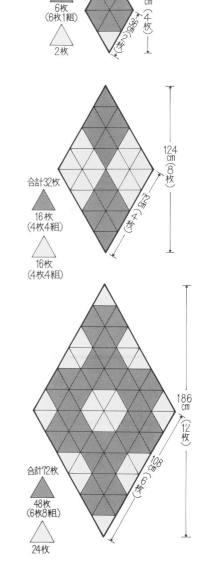

合計8枚

6枚
(6枚1組)

2枚

62cm (4枚)
36cm (2枚)

合計32枚

16枚
(4枚4組)

16枚
(4枚4組)

124cm (8枚)
72cm (4枚)

合計72枚

48枚
(6枚8組)

24枚

186cm (12枚)
108cm (6枚)

組合せの生かし方

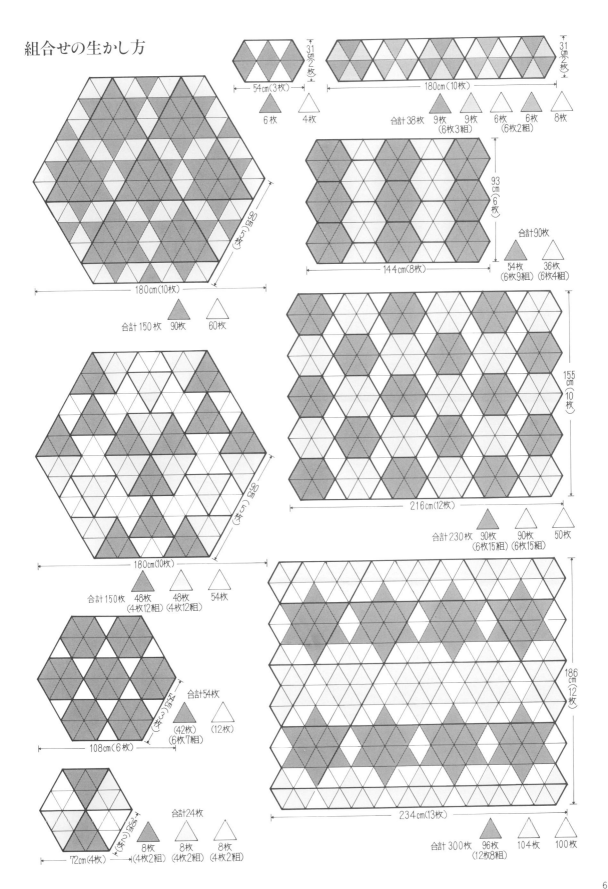

合計38枚　9枚　9枚　6枚　6枚　8枚
（6枚3組）（6枚2組）

合計90枚
54枚　36枚
（6枚9組）（6枚4組）

合計150枚　90枚　60枚

合計230枚　90枚　90枚　50枚
（6枚15組）（6枚15組）

合計150枚　48枚　48枚　54枚
（4枚12組）（4枚12組）

合計54枚
（42枚）（12枚）
（6枚7組）

合計24枚
8枚　8枚　8枚
（4枚2組）（4枚2組）（4枚2組）

合計300枚　96枚　104枚　100枚
（12枚8組）

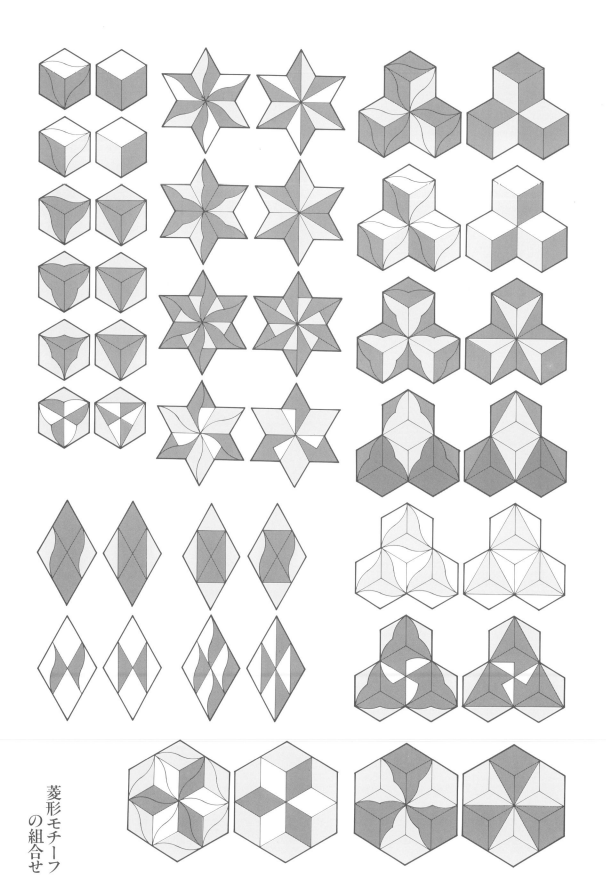

菱形モチーフ
の組合せ

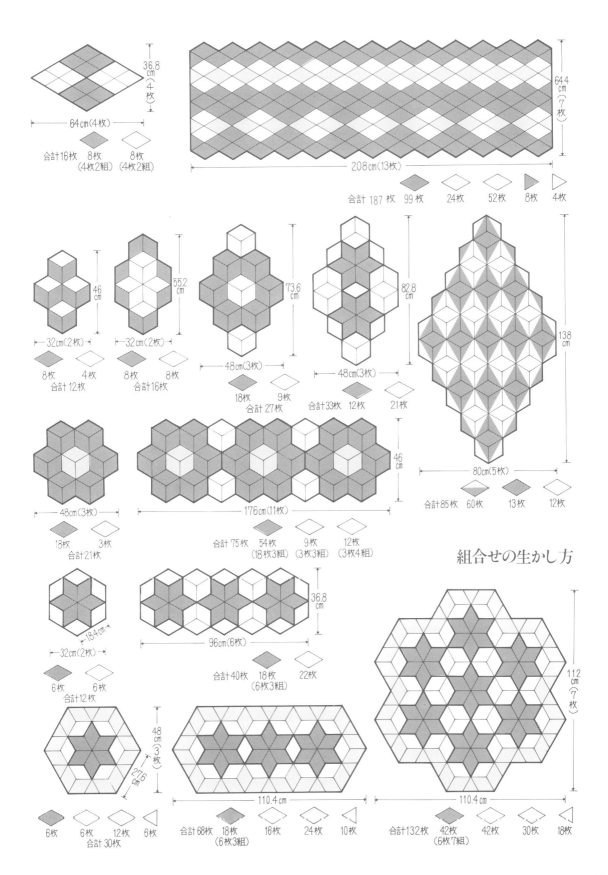

36.8 cm (4枚)

64cm(4枚)

合計16枚　8枚　8枚
　　　（4枚2組）（4枚2組）

64.4 cm (7枚)

208cm(13枚)

合計 187 枚　99枚　24枚　52枚　8枚　4枚

46 cm

32cm(2枚)

8枚　4枚
合計12枚

55.2 cm

32cm(2枚)

8枚　8枚
合計16枚

73.6 cm

48cm(3枚)

18枚　9枚
合計27枚

82.8 cm

48cm(3枚)

合計33枚　12枚　21枚

138 cm

80cm(5枚)

合計85枚　60枚　13枚　12枚

48cm(3枚)

18枚　3枚
合計21枚

46 cm

176cm(11枚)

合計75枚　54枚　9枚　12枚
　　　（18枚3組）（3枚3組）（3枚4組）

組合せの生かし方

18.4cm

32cm(2枚)

6枚　6枚
合計12枚

36.8 cm

96cm(6枚)

合計40枚　18枚　22枚
　　　（6枚3組）

48 cm (3枚)

27.6 cm

6枚　6枚　12枚　6枚
合計30枚

110.4 cm

合計68枚　18枚　16枚　24枚　10枚
　　　（6枚3組）

112 cm (7枚)

110.4 cm

合計132枚　42枚　42枚　30枚　18枚
　　　（6枚7組）

63

菱形モチーフを、3枚、4枚、6枚…と枚数ごとに組合せてみた例（62ページ）と、その生かし方です。菱形モチーフは布の重ね方によってできる線に特徴があり、はぎ合せることによってそれがさらに強調されますが、輪郭線は三角を2枚組合せたものと考えたり、六角の一部分と考えたりすることもできるので、特徴を生かしながら幅広い応用を考えましょう。図の数は字1辺9.2cmの場合のものです。

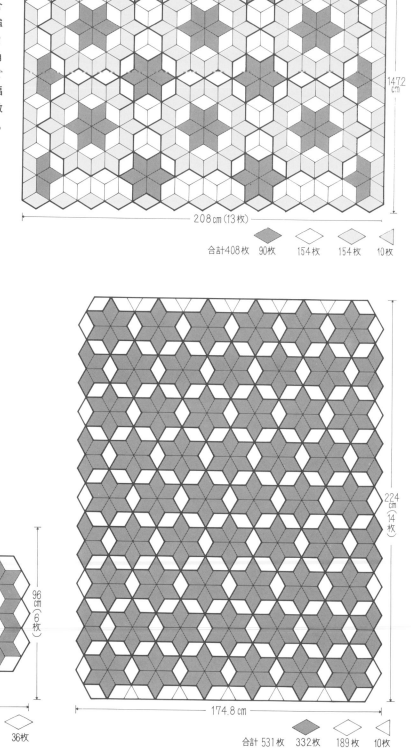

147.2cm

208cm（13枚）

| 合計408枚 | 90枚 | 154枚 | 154枚 | 10枚 |

64cm（4枚）

55.2cm

| 6枚 | 18枚 | 6枚 |
合計30枚

64cm（4枚）

64.4cm

| 6枚 | 18枚 | 18枚 |
合計42枚

96cm（6枚）

92cm

| 合計90枚 | 36枚 | 18枚 | 36枚 |

224cm（14枚）

174.8cm

| 合計531枚 | 332枚 | 189枚 | 10枚 |

モチーフの作り方はカラーページに、組合せ方は2色ページに、
各作品の作り方は1色ページに、それぞれ説明してあるとおりですが、
全体に共通している基本的なことや、
日頃制作しながら感じたり考えたりしていることをお話して、
新しいパッチワーク、〝サチヨスパッチワーク〟とも呼ばれるこの技法について、
より理解を深めていただき、
実際の作品作りに役立てていただきたいと思います。

新しいパッチワークの基礎

サチヨスパッチワークの生立ち

はじめて針を手にしたのは数え年6歳頃のこと、それは、近所の出征される方の千人針のためのものでした。年の数だけ、赤い糸を何回もくるくると、親に手を添えてもらって玉結びを作ったことを想い出します。また9、10歳頃、お手玉を作った時のこと、いくら考えてもラグビーボールのようになってしまったのをよく覚えております。お砂糖もない、瀬戸物の代りにほたての貝殻が売られていた時代に、今思うと、何と情緒あふれる裂地を使っていたことだろうと思います。木綿ではなくて、銘仙、縮緬、御召縮緬、メリンスなどだったのですから。

木綿は戦前戦後の一時期、求めにくく貴重品だったそうです。木綿の辿った歴史は必ずしも平坦ではなかったようです。母はよく、裂地をいっぱい詰込んだ柳行李を出しては、あれこれさがしものをするのですが、そんな時は、本当にわくわくしながら眺めていたことを思い出します。今日まで、何げなくかかわってきた種々の性質の布地との出会いの中から、新しいパッチワーク・サチヨスパッチワークの構想は自然に生まれて、後、改良の繰返しの中で完成したものです。折って作ったモチーフを、組合せてつないで完成させるパッチワーク、ひとつひとつのモチーフが完成しているので、縁などの始末が不要、木枠も不要、また後に部分的な入替えも自由にできます。

裏面も使用できて、かつきれいに、という発想は、幼い日に感じた着物の影響もあります。地味な母の着物の裏の色は、表より以上にきれいに見えて、時には表として着たら楽しいのにと、よく思ったものです。自由な発想は、何も知らない幼い頃の体験などが、後に大きく影響するものだと興味深く思います。この本では、長い間、少しずつ作りためてきたキルトの中から、基本的なパターンを中心に紹介しています。このサチヨスパッチワークが、皆様の手づくりの楽しみに、少しでもお役に立てたら幸せに思います。

布地、その選び方からデザインまで

布の種類…木綿、絹、ウール、麻、化繊あるいはニット、レース など、衣服に使える布地はすべて使うことができます。「布地はクレヨン」と言われますが、いろいろな布地を幅広く使いこなせるようになると、より豊かで、個性的な作品作りが楽しめます。

木綿…木綿は丈夫で使いやすく、色柄が豊富で風合い・保温もすぐれた素材で、はじめての方におすすめしたい生地です。ブロード、シーチング、ギンガム、キャンブリック、ローン、ボイル、ガーゼ、クレープ、ポプリン、デニム、コーデュロイ、別珍、パイル、ニット、レースなど、織り方・編み方などによってたくさんの種類がありますが、ここでは素材が木綿なら、同じ仲間として扱います。張りのある布、柔らかい布、薄い布、伸びる布など、性質の異なる布の取合せは迷うところですが、気に入った美しい色柄の布は、恐れずに少しずつ取入れて、いろいろな布に早く慣れましょう。次にその扱い方の注意点をあげてみましょう。

ローン・ボイル・ガーゼ…それぞれの布の美しさを引出し、布の強度を補うために、裏側に無地の布を重ねるなどして、他の布と厚さを揃えて使いましょう。

デニム・コーデュロイ・別珍…丈夫に仕上げたい作品向きです。大きなモチーフのパターン（14ページ）などを使うと効果的です。はじめは土台布に中厚のシーチングを使い、当布にこれらの布を使って慣れましょう。土台布・当布両方に使う場合は布目を揃え、つなぐときも同方向につなぎます。空間が大きいので、ミシン糸で細かくステッチを入れましょう。

ジャージー・パイル…伸縮自在な布は、肌ざわりが良い反面、本格的な仕立てが大変難しい布ですが、サチヨスパッチワークはこの布を生かすために考えた面もあり、大きなモチーフ（14ページなど）でベビー布団や肌がけを作ると、とてもよいものになります。

材料はこんなところに…最近はどんな生地も豊富にあり、特に木綿のプリントは流行も手伝って、どのお店にもたくさんの種類が並んでいます。眺めているだけでも楽しいこれらの布を、自由に選び、求めて作るのはもちろんうれしいことですが、パッチワークの素材は、案外、身の回りにいろいろあるものです。どちらのお宅にもたくさんある古いTシャツなど、今までは使い捨て雑布などにしていたものも大いに利用できますし、古いシーツの比較的しっかりしている部分をベースに、古ハンカチ、ブラウス、エプロンから靴下に至るまで、思い出の品の良いところを配色布に

使って作るのも楽しみです。押入れの中に眠っているたくさんの衣類を、一度点検してみましょう。

古代裂はすばらしい文化遺産…古着整理の一歩先には、古代裂の世界があります。ざっくり織られたほんものの感触の中に、暖かさと気品と、言い知れぬ優しさが漂っていて、幾歳月も経てきた古さを感じさせない新鮮さと、落着いた素朴な味わいがあり、いつ見てもたまらない魅力を覚えます。それは、すばらしい職人さん達の技の結晶の遺産ともいえる作品だからなのでしょうか。それぞれの匠が、一心に打込んで作り上げた心意気や、それを愛用した人々の、大切に大切に、いとおしんで扱った姿が伺われます。幼いながらも感じた終戦間もない頃の生活振りと重ね合せて、ものの豊富な現代に過して、しみじみと教えられる思いです。古代裂に寄せる興味は、京都四条通りの珍裂店「文福」さんにお邪魔するようになってから、また一層募るばかりです。いろいろなお話を伺いながら求める古代裂は、小さい裂、細い紐のような裂など、見捨てられそうなものが多いのですが、どんなに小さい裂でも粗末にしないように心掛けています(本書カバー参照)。少し大きな古代裂は、その全体の雰囲気が壊れないように、モチーフの大きさを布に合せたり、いたんだ部分をつくろったり、心を配って作ります(43ページ参照)。

布地は水洗いして…新しい布を使う場合は必ず水洗いして、余分な染料や糊、油分などを十分に洗い落します。古い布も汚れがあれば布のうちに洗っておきましょう。脱水して陰干しし、布目がゆがまないように丁寧にアイロンをかけます。この地のしは美しい仕上がりに欠かせない工程です。

デザインについて…用途から考えを進めたり、家具・カーテンなどとの調和から発想したり、手元にある布地を生かすことを中心に考えたり、身近なところからもデザインの構想はいろいろ得られるものです。好みの布を集めてからデザインを考える場合、デザインをまとめてから布集めに入る場合など、方法はさまざまですが、はじめは手元にある布を利用し、色の足りない部分はステッチで補うなどして工夫してみましょう。

　技術的に少し慣れてきたら、外にも目を向け、美しい風景や懐かしい思い出など、心に残った印象をデザインしてみましょう。それは部分的な形であったり、色使いで表現したり、いろいろな方法が考えられます。たとえば、32ページの作品は流氷が去ったあとのオホーツク海沿岸の春の印象をまとめたものです。やわらかな陽光を浴びて輝いている波を象徴的に表現しました。また2ページの作品は、歴史の古い奈良の長谷寺の長い回廊と、回廊を包むように美しく咲誇る牡丹の花の印象をまとめたものです。

　長い時間をかけて、一針一針、心を込めて作り上げるキルト。いつ眺めても心が和む、ほっとする雰囲気の作品作りをおすすめします。また、完成した作品は、いずれ作者の元を離れて一人歩きする日のためにも、製作年と名前を入れておきましょう。

芯について　　　一枚一枚のモチーフには、必ず中に詰物を入れます。最近は手軽に使えるドミット芯(キルト専用芯)がよく使われていますが、布団綿や化繊綿を使うと暖かく、ボリュームも出ます。打直しのきかなくなった古綿などは、うすくはがしながらキルト芯と同じように使えます。ただ、綿は少しほこりが出るので、扱いに気をつけましょう。ネルや古セーターは、微温湯に浸して十分収縮させて使うと良い詰物になります。古い化繊のジャージーや布や芯の裁ちくず、糸くずなどは、綿で包んで使うとボリュームを出したいときに最適です。(下の写真参照)このように、何でも利用することができますので、分類してためておきましょう。

糸について　　　しつけ糸、縫い糸、飾りステッチ糸、つなぎ糸を使いわけます。

しつけ糸…ハイスパンロック用ミシン糸(メリケン針6番)、または細い木綿糸。アイロン台に工作用紙などを置き、モチーフをのせてしつけすると能率的です。大きいモチーフは置いたまま、持ち上げずにかけるのが大切なコツです。

縫い糸…シャッペスパンミシン糸(メリケン針9番)または細い木綿糸。はぎ合せは2本、円のぐし縫いは1本で。

飾りステッチ糸(キルティング等)…デザインによって、細めなら縫い糸、太めならつなぎ糸を使います。

つなぎ糸…ハイスパンボタンつけ糸(メリケン針6番)または絹の穴糸を使います。

ロウ引き…ボタンつけ糸または絹の穴糸は、必ずロウを引いて使います。糸のすべりが良くなるのでモチーフの詰物の綿足が出ることもなく、最後まで安定した状態で使え、洗濯にも耐えて丈夫になる、などの利点があります。70cmぐらいに切った糸数本を束にしてロウの上にのせて左手で持ち、右手で糸の束の先を2～3回引いてロウを付着させます。次にアイロン台の上に不要の布片を敷いて糸の束をのせ、アイロンを2～3回、丁寧にかけます。たくさん使う場合は、まとめてしておくと能率的です。(余談ですが、衣類のボタンつけに使うと大変長持ちします)

残り糸…10～20cmの残り糸は、空ビンなどにためておいて短い部分のまつりやステッチに利用しましょう。

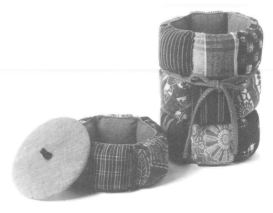

用　具　　**方眼紙**…構想を考え、デザインを決めるのに使います。正方形、八角形などには5㎜方眼、三角形、菱形、六角形には三角の方眼の、トレーシングペーパーが便利です。⅒くらいの縮少で、方眼紙に描きやすいサイズで描き、イメージに近い色で塗り分けると、モチーフの数や布の見積りがラクにできます。

シャープペンシル…常に同じ太さの安定した線が描けるので便利です。作図の他、布の印つけにも使います。Hと2Bを用意し、布の色などによって使いわけましょう。

色鉛筆…図の塗り分けと、濃い布の印つけに使います。塗り分けは、トレーシングペーパーの裏からすると、変更のときにラクに消せます。

定規…30㎝と50(60)㎝の2本あると便利です。

分度器…作図やモチーフ作りの確認に、あれば便利です。

コンパス…作図に使いますが、紙テープでも代用できます(型紙の項参照)。

ハサミ…紙切りバサミ、裁ちバサミ、糸切りバサミの3種を用意します。

工作用紙・トレーシングペーパー・カーボン紙…型紙の項参照。

目打…型紙のアップリケ位置などを布に写すのに使います。

針…糸の太さに合せて選びます。主にメリケン針6・9番を使います。長短2種類ありますが、短かい方を選びます。

待針…布の縫合せ、当布やアップリケの仮止めに使います。頭が小さく、細くて丈夫なシルクピンが便利です。次の作業の邪魔にならない位置に打っていきます。

指貫…中指にはめて使います。

ロウ…糸につけます(ロウの引き方の項参照)。

アイロン…小型のものが便利ですが、普通のものでもかまいません。

アイロン台…丈夫で安定した、使いやすいものを選びます。

型　紙　　型紙はそれぞれの基本型になり、何回も使うことになるので、正確に丈夫に作りましょう。紙は市販の工作用紙(方眼入りの厚紙)が便利ですが空箱なども利用できます。大きいものは別々に作ってセロハンテープで表裏両面貼合せ、必要な寸法の型紙にします。本誌の型紙は重ねて書いてあり、場合によっては½、¼だけ書いたもの、縮小してあるものもありますが、どの場合も、それぞれ別々の紙に書き分けて、実物大に作ってください。切るときは、外まわりを大まかに切ってから正しく切抜きましょう。

　写し取る場合…三角形、菱形、その他は、直接書いても良いのですが、写す場合は一旦トレーシングペーパー(5㎜方眼が便利)に写し、工作用紙・カーボン紙・トレーシングペーパーの順に重ねてクリップなどで固定し、正確に写し直します。

　直接描く場合…正方形は方眼に沿って寸法どおり線を引いて作ります。円はコンパスを作って描くか、テープ状の紙に中心・折り用型紙の半径・裁ち用型紙の半径をそ

れぞれ書いて針で穴をあけ、中心を針で押え、半径の穴にエンピツなどを入れてぐるりと描きます。

作り方、そのコツと応用　　**モチーフの選び方**…タイプについて…大きく分けると正方形や六角形の布を、その形に折っていくものと、円形の布を折って、三角や正方形などにするタイプがあります。最初は正方形を正方形に折るものが作りやすいでしょう。基本モチーフを作ってみてから、はぎ合せをするものも試してください。円形から折るタイプは、三角から始めると作りやすいでしょう。

寸法について…作りやすさや相互の組合せの可能性を考えて、代表的なものを実物大型紙つきでご紹介してあります。これだけでもかなりの広がりが得られますが、手持ちの布の寸法やデザインの都合によっては、自分で応用して寸法を変更しても良いでしょう。

縫い方…きれいな縫い目は布と糸と針とそれを扱う指が一致した時に生まれます。中指に指貫をはめて、針はいつも安定した角度で運ぶように心がけましょう。それが上達のコツです。

ぐし縫い…ていねいに縫い、よく糸しごきをして、つれないように結び玉を作ります。

しつけ…各作品の説明に指定してある方向に従ってしつけをかけるのが、ズレずに仕上げるためのポイントです。

まつり…針を垂直に裏まで通して、ドミット芯や裏布もしっかり縫い合せていくことが大切です。(陰ひだを押えるときは、裏に針が出ないように縫います)

つなぎ方…配置…できあがったモチーフを予定通り並べてみて、色などのバランスを実物で再確認し、必要なら入れ替えたりしてからつなぐと良い作品になります。

順序…模様のブロックごとにつないでためておき、あとで全体をまとめる方法や、縦または横に1列ずつ帯状につないでから、さらにつなぐ方法が便利です。

ステッチ…最初の結び玉は、目打などを使って布の中に引込み、最後の結び玉は、最後の針穴に針を戻して引込みます。モチーフの角は2回ずつ巻きかがりをしてしっかりさせます。

収　納　　**布地**…1枚ずつ一定の形に揃えて折畳んでから、空箱などに縦に立てて(積み重ねない)収納しておくと、デザインを考えるときに大変便利です。色別にしたり、無地、格子、花柄など柄別に分けたり、暖色系、寒色系と大きく系統で分けるなど、収納のしかたはいろいろありますが、また一方、無造作に並べられた収納箱から、思いもかけない素敵な組合せを発見したり、デザインのヒントが得られたりすることがあります。切れ端などは広口ビンに入れておくと、外からも見えて便利です。

作品…モチーフのつなぎ目に沿って、大きく畳むと折りジワが気になりません。汚れ、湿気に注意して保管します。

2ページの作品

できあがり寸法…180cm×234cm

モチーフ…できあがりの1辺9cm、26枚×20枚＝520枚

構成…A 中心の模様16ブロック(モチーフ10枚×16＝160枚)
　　　　B 四隅の模様8ブロック(モチーフ11枚×8＝88枚)
　　　　C その他の空間(モチーフ272枚)

材料…A 土台布(ブロード花柄)10枚分30cm×75cmと
　　　　　当布(ブロード花柄)10枚分13cm×35cmを各16種類
　　　　B 土台布(ブロード花柄)11枚分30cm×90cmと
　　　　　当布(ブロード花柄)11枚分13cm×40cmを各8種類
　　　　C 土台布(ブロード空色花柄)272枚分90cm×680cmと

当布(ブロード薄柿色花柄)272枚分90cm×150cm

ドミット芯　520枚分100cm幅440cm

作り方①型紙を作ります(型紙70ページ、作り方6ページ)

　　　　②布とドミット芯を裁ちます(6ページと、裁ち方図
　　　　　参照)。あらかじめ土台布と当布の配色を決め、ブ
　　　　　ロックの組合せを考えておくとまとめがラクです。

　　　　③モチーフを作ります(6、7ページ参照)

　　　　④つなぎ合せます(7ページに参照)。図を見ながら縦
　　　　　1列26枚ずつ20列つなぎ、次に横につなぎます。

裁ち方図

配置図(表面)

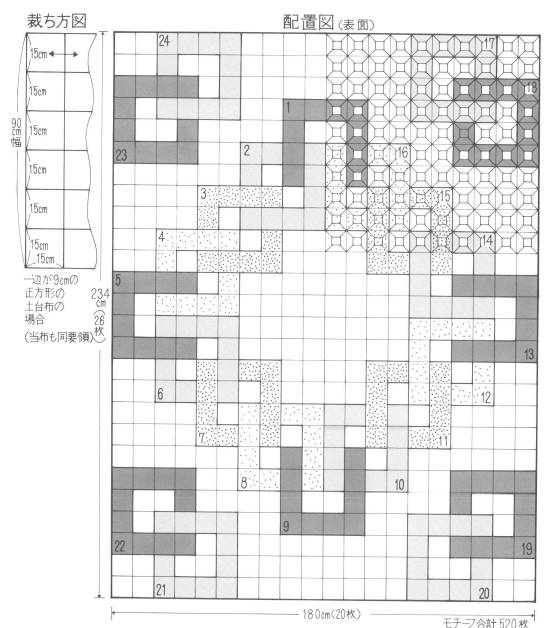

90cm幅

15cm
15cm
15cm
15cm
15cm
15cm
15cm

一辺が9cmの
正方形の
土台布の
場合
(当布も同要領)

234cm

26枚

180cm(20枚)

モチーフ合計520枚

4ページの作品

できあがり寸法…90cm×117cm

モチーフ…できあがりの一辺9cm、10枚×13枚=130枚

構成…A 模様12ブロック(モチーフ4枚×12=48枚)
B その他の空間(モチーフ82枚)

材料…A 土台布(½)(ブロード淡色花柄)4枚分18cm×30cm
土台布(¼)(ブロード濃色無地)4枚分18cm×18cm
土台布(¼)(シーチング生成)4枚分18cm×18cmと
当布(シーチング生成)4枚分14cm×14cmの以上を
12ブロック分
B 土台布(シーチング生成)82枚分90cm×220cm
当布(シーチング生成)82枚分90cm×50cm

ドミット芯 130枚分100cm幅110cm

作り方①型紙を作ります(型紙70ページ、作り方6～9ページ)

②布を裁ちます(6・8ページ参照)。1ブロックごとに
同系色で配色し、まとめて裁つと間違えません。

③Aのモチーフを作ります(9ページ参照)。1ブロ
ック分ずつまとめて土台布を接ぎ、モチーフに仕
上げて、モチーフ4枚ずつつないでおきます。

④Bのモチーフを作ります(6ページ参照)。

⑤まとめます。縦1列13枚ずつ4列つなぎ、残りは
2枚ずつつないでおいて、Aのモチーフと配置し
てつなぎます。

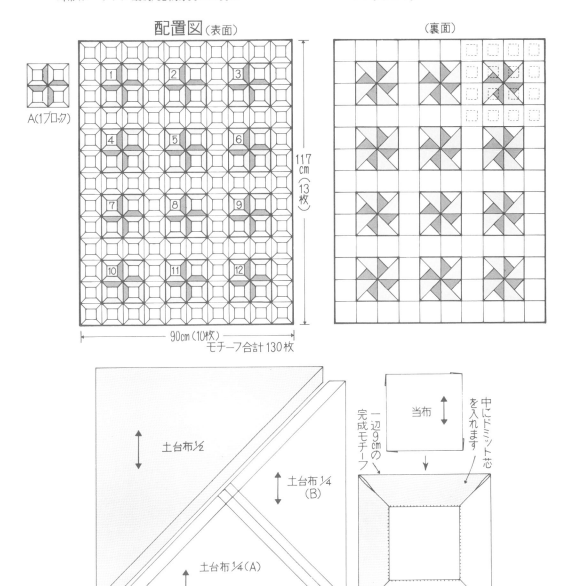

配置図(表面)　　　　　　　　　　　　　(裏面)

A(1ブロック)

117cm(13枚)

90cm(10枚)
モチーフ合計130枚

土台布½

土台布¼(B)

土台布¼(A)

当布

一辺9cmの完成モチーフ

中にドミット芯を入れます

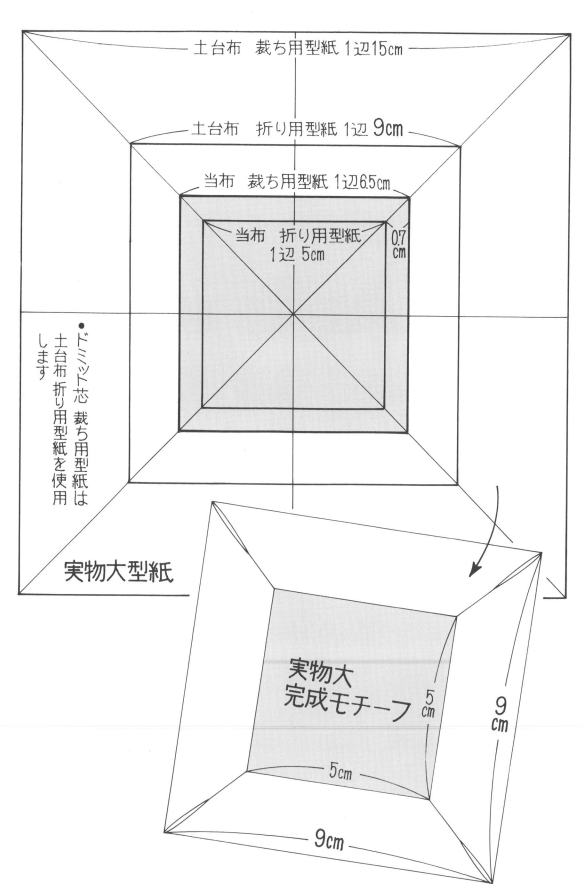

土台布　裁ち用型紙 1辺15cm

土台布　折り用型紙 1辺 9cm

当布　裁ち用型紙 1辺6.5cm

当布　折り用型紙
1辺 5cm

0.7cm

●ドミット芯　裁ち用型紙は土台布　折り用型紙を使用します

実物大型紙

実物大
完成モチーフ

5cm

5cm

9cm

9cm

9cm

1 正方形の布を折って作る、正方形モチーフ

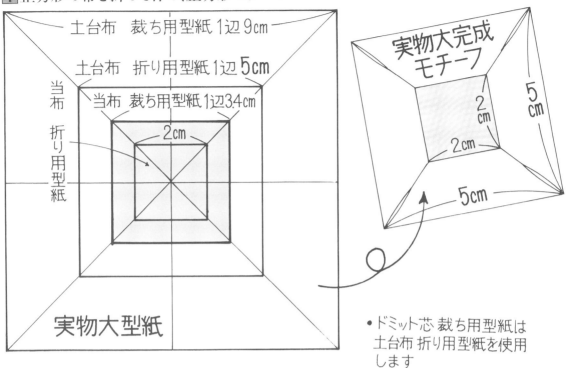

土台布　裁ち用型紙 1辺 9cm
土台布　折り用型紙 1辺 **5cm**
当布　裁ち用型紙 1辺 3.4cm
当布
折り用型紙
2cm
実物大型紙

実物大完成
モチーフ
2cm
2cm
5cm
5cm
5cm

・ドミット芯 裁ち用型紙は
土台布 折り用型紙を使用
します

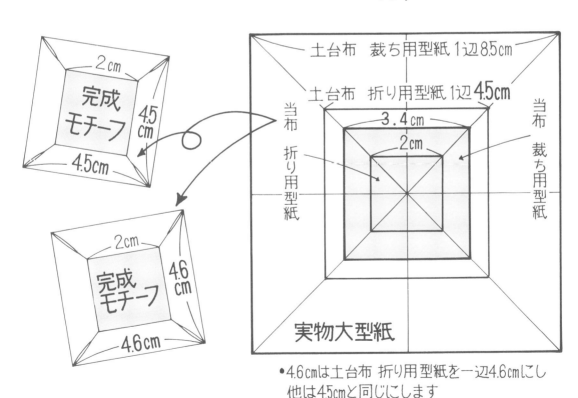

完成
モチーフ
2cm
4.5cm
4.5cm

完成
モチーフ
2cm
4.6cm
4.6cm

土台布　裁ち用型紙 1辺 8.5cm
土台布　折り用型紙 1辺 **4.5cm**
当布　折り用型紙
当布　裁ち用型紙
3.4cm
2cm
実物大型紙

・4.6cmは土台布 折り用型紙を一辺4.6cmにし
他は4.5cmと同じにします

5ページの作品

できあがり寸法…162cm×216cm

モチーフ…A・B できあがりの1辺9cm　各216枚

　　　　　C できあがりの1辺5cm　108枚

構成…A2枚・B2枚・C1枚のブロックを9×12＝108
ブロック、Aは4種類を斜めに配置します。

材料…A 土台布(ブロード空色小花柄)168枚分90cm×450cm

　　　土台布(ブロード赤色花柄)24枚分90cm×80cm…C
モチーフ土台布12枚分を含む

　　　土台布(ブロード紺色白小花柄)24枚分90cm×80cm
…Cモチーフ土台布12枚分含む

　　　当布(ブロード紺色無地)216枚分90cm×120cm

　　B 土台布(シーチング生成)216枚分90cm×560cm

　　　当布(シーチング生成)216枚分90cm×120cm

C 土台布(ブロード空色小花柄)84枚分90cm×220cm

　当布(ブロード紺色無地)108枚分90cm×18cm

ドミット芯 108ブロック分100cm幅380cm

作り方…

①型紙を作ります。A・Bは下図を参考に土台布裁
ち用型紙、土台布折り用型紙、当布裁ち用型紙、
当布折り用型紙、ステッチ用型紙を工作用紙で作
ります。Cは71ページを参照して土台布裁ち用型
紙、土台布折り用型紙、当布裁ち用型紙、当布折
り用型紙を作ります。

②布を裁ちます。ABCモチーフの土台布、当布、
ドミット芯を必要枚数裁ちます。AとCの土台布
と、AとCの当布は同じ布です。

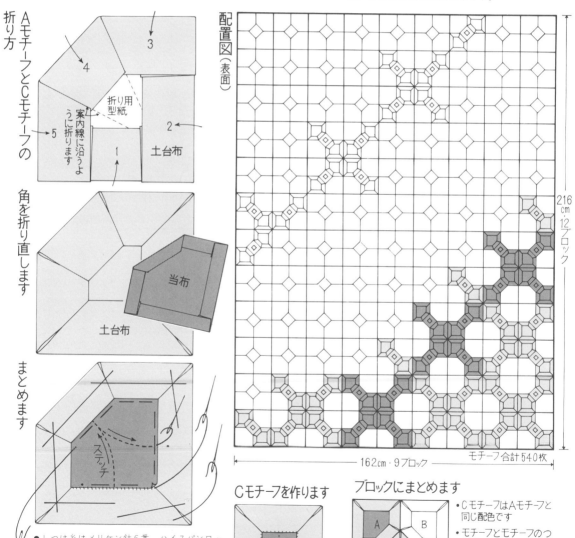

Aモチーフの折り方
AモチーフとCモチーフの角を折り直します
まとめます

案内線に沿うように折ります
折り用型紙
土台布
3
4
5
2
1

当布
土台布

ステッチ

●しつけ糸はメリケン針6番、ハイスパンロック用ミシン糸 ●まつりはメリケン針9番、シャッペスパンミシン糸 ●ステッチはメリケン針6番、ハイスパンボタンつけ糸にロウ引き

配置図(表面)

216cm・12ブロック

162cm・9ブロック

モチーフ合計540枚

Cモチーフを作ります

ステッチ

ブロックにまとめます

A B
C
B A

●CモチーフはAモチーフと同じ配色です

●モチーフとモチーフのつなぎはメリケン針6番、ハイスパンボタンつけ糸にロウ引き(66ページ参照)したものを使います

③A・Bモチーフを作ります(6・15ページ参照)。土台布を折り、角を額縁状に折直し、ドミット芯を入れてしつけをし、当布を折ってのせ、しつけをし、まつります。当布にステッチ用型紙を置いてエンピツで軽く描き、ステッチを裏まで通して入れます。

④Cモチーフを作ります(6ページ参照)。最後に当布に十文字のステッチを、裏まで通して入れます。

⑤つなぎます。A 2枚、B 2枚、C 1枚を7ページ12の方法でつないで1ブロックにし、108ブロック作ります。次に配置図を参考に縦1列12ブロックつないで9列作り、最後に横をつなぎます。

変形五角形
完成モチーフ

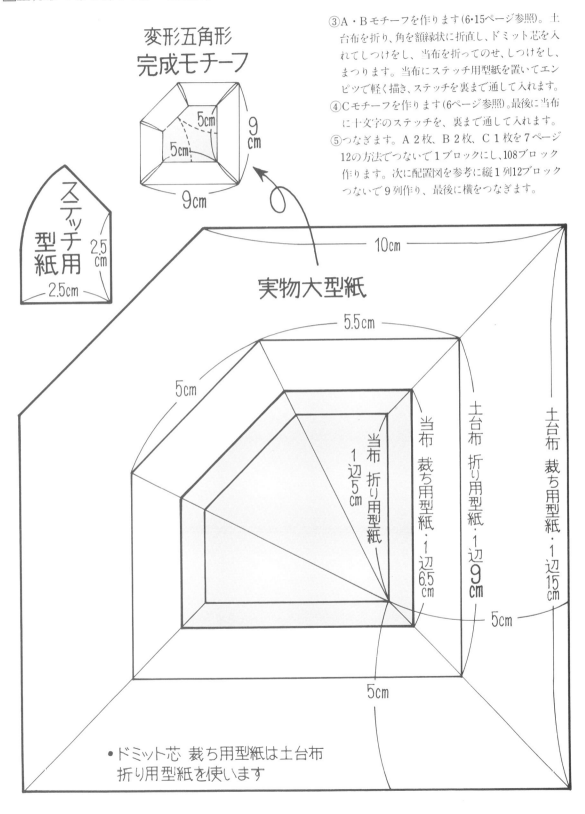

ステッチ型紙用

実物大型紙

・ドミット芯　裁ち用型紙は土台布折り用型紙を使います

12ページの作品

できあがり寸法…192cm×240cm

モチーフ…できあがりの一辺24cm、10枚× 8枚＝80枚

構成…A 薄茶土台40枚　B 空色土台40枚を交互に配置する。

材料…A 土台布（薄茶花柄）40枚分90cm×420cm
　　　　　当布（ブロード黒地空色花柄）40枚分90cm×230cm
　　　　B 土台布（空色花柄）40枚分90cm×420cm
　　　　　当布（ブロード黒地空色花柄）40枚分90cm×230cm
　　　　アップリケ布1（ブロード黒地柿色小花柄）
　　　　　　　　　　　　80枚分90cm×280cm
　　　　アップリケ布3（ブロード茶色地柿色小花柄）
　　　　　　　　　　　　80枚分90cm×50cm
　　　　アップリケ布2（A・Bモチーフの当布の中心の残
　　　　　　り布から裁ちます。中段の図参照）
　　　　ドミット芯　80枚分100cm幅×480cm

作り方①型紙を作ります（型紙80ページ、作り方14ページ）。
　　　　当布用型紙はアップリケと重なる部分を切り取る
　　　　ので下図（縮小型紙）のようにします。他にアッ
　　　　プリケ1～3それぞれの裁ち用型紙と折り用型紙
　　　　を作ります。
②布とドミット芯を裁ちます。
③当布を作ります（下段の図参照）。土台布2種類を
　14ページのように作り、当布をのせ、アップリケ
　をのせて、ずれないようにしつけをかけます。
④まつります（7ページ10参照）。当布、アップリケ
　2、アップリケ1、アップリケ3の順に縦まつり
　し、当布やアップリケの角は二度巻きかがりします。
⑤つなぎます。（7ページ12参照）。AB交互に並べ
　縦1列10枚を8列つないでから横をつなぎます。

縮小型紙（当布、アップリケ2）

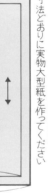

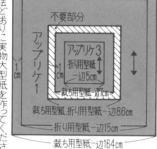

縮小型紙（アップリケ1、アップリケ3）

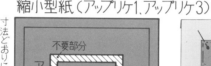

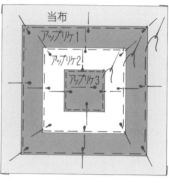

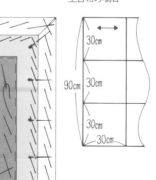

裁ち方図
一辺が24cmの正方形の
土台布の場合

配置図（表面）

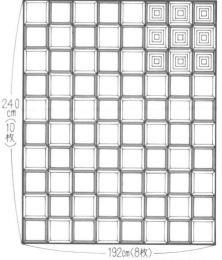

74

できあがり寸法…180cm×216cm

モチーフ…できあがりの1辺36cm、6枚×5枚＝30枚

構成…A紺地土台15枚と
B淡黄土台15枚を交互に配置。

材料…A 土台布(紺地絣柄)15枚分90cm×360cm
当布(ブロード白)15枚分90cm×200cm (上と同様)
(3枚分は残布を割りはぎして作ります。)

B 土台布(ブロード淡黄に花柄)15枚分90cm×360cm
当布(ブロード白)15枚分90cm×200cm
アップリケ布1 (Aに暖色系布16色、Bに寒色系布
16色、合計32色) 1色15枚分28cm×45cm
アップリケ布2 (ブロード)30枚分22cm×70cm
ドミット芯 30枚分100cm×400cm

作り方①型紙を作ります(型紙81ページ、作り方14ページ)
他にアップリケ1・2 それぞれの裁ち用型紙と折

り用型紙も作ります(下図参照)。

②布とドミット芯を裁ちます。

③モチーフを作ります(土台布の作り方14ページ)。

③当布はアイロンがけの時にアップリケ位置に印を
つけておきます(2図)。アップリケ布1は16枚折
り(1図)、配色よく並べてピン打ちします(3図)。
アップリケ2はぐし縫いして綿かドミット芯くず
を入れ、中心にのせてしつけをします。アップリ
ケ1の周囲も番号順にしつけをします(4図)。

④まつります(7ページ参照)。当布、アップリケ1
(1〜16の順に)、アップリケ2の周囲をまつり、最
後にアップリケの外周と円の内側にステッチを入
れます(メリケン針9番、シャッペスパンミシン
糸か細い木綿糸)

⑤つなぎます(74ページ5と同様)。

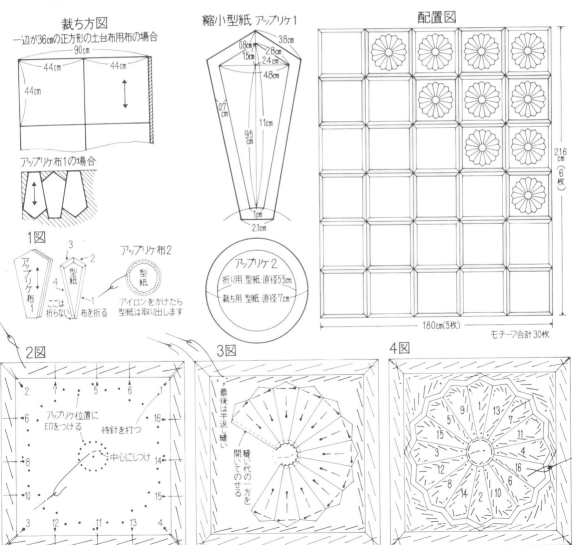

裁ち方図
一辺が36cmの正方形の土台布用布の場合
90cm
44cm　44cm
44cm

アップリケ布1の場合

1図
アップリケ布1
型紙
ここは折らない　布を折る

アップリケ布2
型紙
アイロンをかけたら
型紙は取り出します

縮小型紙　アップリケ1
38cm
0.8cm　2.8cm
1.5cm　2.4cm
4.8cm
0.7cm
11cm
9.5cm
1cm
2.1cm

アップリケ2
折り用 型紙 直径5.5cm
裁ち用 型紙 直径7cm

配置図
216cm(6枚)
180cm(5枚)
モチーフ合計30枚

2図
アップリケ位置に印をつける
待針を打つ
中心にしつけ

3図
最後は半返し縫い
縫い代の一方を開いてのせる

4図

写真16・17ページの作品は、アップリケ(または当布)の部分を中心に説明します。モチーフ全体は14・15ページを参照。

A モチーフできあがり寸法…24cm×24cm(作り方14ページ)

アップリケ材料…1(ブロード茶色地柿色花柄)1枚分17cm角
2(当布の不要部分を利用)1枚分12cm角
3(アップリケ1の不要部分利用)1枚分8.6cm角

ドミット芯　24cm×24cm

作り方①土台のモチーフは14ページと同じですが、当布はアップリケの重なる部分を切り取るので、別に型紙を作ります。(土台布の型紙80ページ)。
②アップリケ1～3それぞれの裁ち用型紙と折り用

型紙を用意します。
③布を裁ちます。当布の中心部を切り取ってアップリケ2を裁ち、アップリケ1を裁って中心部をアップリケ3にします。
④アップリケ布を折って当布にのせ、待針を打ってしつけをかけます。
⑤まつります(7ページ10参照)。当布、アップリケ2、1、3の順に縦まつりし、角は二度巻きかがりします。しつけを取ります。

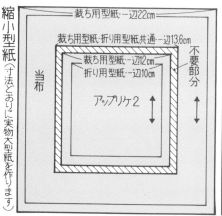

縮小型紙(寸法どおりに実物大型紙を作ります)

当布

不要部分

裁ち用型紙・一辺22cm
裁ち用型紙・折り用型紙共通・一辺13.6cm
裁ち用型紙・一辺12cm
折り用型紙・一辺10cm
アップリケ2

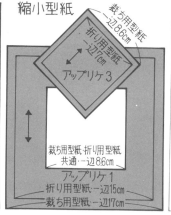

縮小型紙

裁ち用型紙・一辺8.6cm
折り用型紙・一辺7cm
アップリケ3

裁ち用型紙・折り用型紙共通・一辺8.6cm
アップリケ1
折り用型紙・一辺15cm
裁ち用型紙・一辺17cm

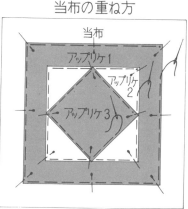

当布の重ね方

当布
アップリケ1
アップリケ2
アップリケ3

B モチーフできあがり寸法…22cm×22cm
(作り方15ページ・型紙82ページ参照)

アップリケ材料…A(ブロード空色小花柄)5枚分8cm×40cm
B(ブロード深海色小花柄)5分分枚6cm×30cm

作り方①アップリケA・Bそれぞれの裁ち用型紙・折り用型紙を作ります。
②当布折り用型紙にアップリケ位置を書き、当布にポイントの印を目打ちかエンピツでつけます。
③アップリケ布を裁ちます。
④アップリケ布をぐし縫いします(27ページ参照)。

Bは縫って円に折り、半分に切って使います。
⑤下図のように糸を通して裏中心で結び(48ページと同様)、当布にのせて待針を打ち、下図と15ページ5を参照してモチーフと周囲にしつけをします。
⑥まつります(7ページ10参照)。当布のまわり、アップリケ(番号順)を縦まつりし、当布の内側0.6cmとアップリケの外側0.6cmにメリケン針9番とシャッペスパンミシン糸か細い木綿糸でステッチを入れ、しつけを取ります。

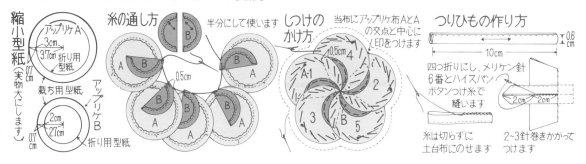

縮小型紙(実物大にします)

アップリケA
3cm
3.7cm 折り用型紙
0.7cm
裁ち用型紙
アップリケB
2cm
2.7cm
0.7cm
折り用型紙

糸の通し方

半分にして使います
0.5cm

しつけのかけ方

当布にアップリケ布AとAの交点と中心に印をつけます
0.5cm
糸は切らずに土台布にのせます

つりひもの作り方

0.6cm
10cm
四つ折りにし、メリケン針6番とハイスパンボタンつけ糸で縫います
2cm　2cm
2～3針巻きかがってつけます

C モチーフできあがり寸法…24cm×24cm(作り方14ページ)

アップリケ材料…(ブロードプリント)6枚分14cm×17cm

作り方①アップリケ裁ち用型紙、折り用型紙を作ります。

②当布折り用型紙にアップリケ位置を書き、当布にポイントの印を目打ちかエンピツでつけます。
③アップリケ布を裁ちます。

④布を折って当布にのせ、待針を打って番号順にしつけをかけます。空間にもしつけをかけます。

⑤まつります（7ページ10参照）。当布を縦まつりし、アップリケを番号順に縦まつりします。

⑥アップリケの内側と外側各0.7cmの位置に、メリケン針9番とシャッペスパンミシン糸か細い木綿糸でステッチを入れ、しつけを取ります。

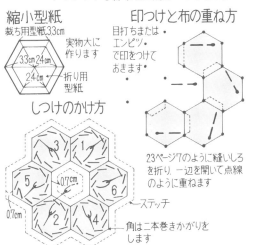

縮小型紙
裁ち用型紙33cm
実物大に作ります
33cm 24cm
24cm
折り用型紙

印つけと布の重ね方
目打ちまたは・エンピツ・で印をつけておきます・

23ページ7のように縫いしろを折り、一辺を開いて点線のように重ねます

しつけのかけ方
0.7cm
0.7cm
ステッチ
角は二本巻きかがりをします

印のつけ方
当布にアイロンがけのとき、目打ちで印を付けます
（印が消えそうな場合は鉛筆で軽く跡をなぞっておきます）

DとEの図

ステッチ
0.7cm
5cm
アップリケ

結びます（48ページ3〜5参照）。当布にのせて待針を打ち（14ページ5参照）、しつけをしてまつります。周囲にステッチを入れます。

E モチーフできあがり寸法…22cm×22cm
（型紙82・作り方15ページ）
アップリケ材料…1（ブロードレンガ色）4枚分13cm角
　　　　　　　　2（ブロード白地に花柄）4枚分13cm角
作り方要点…アップリケ用型紙を作ります。裁ち用は1辺6.4cm、折り用は1辺5cmの正方形です。当布折り用型紙にアップリケ位置を書き、当布にポイントを目打などで印つけします。アップリケ布は7ページ8のように折って各角を交互に針でつなぎ、

D ステッチだけで作る場合…Eの応用です。当布にアップリケ位置の印をつけ、しつけを同様にかけてステッチします。ステッチは外〜中〜外と続け、中心部は十文字に糸を重ねて、残り2本は中をくぐらせるときれいです。中心部の針目は特に等間隔に。

③まつります。アップリケ布の縁を0.3cmくらいずつ針先で折込みながら、当布と同じ針・糸で細かくまつります。
④ステッチを入れます。モチーフの縁にカーブのステッチ用型紙を当てて印をつけ、同じ糸で刺します。
⑤アップリケの外回り0.1cmの位置と、中心部の直線をメリケン針6番とハイスパンボタンつけ糸でステッチします。

F モチーフできあがり寸法…36cm×36cm
（型紙81・作り方14ページ）
アップリケ材料…（ブロード空色小花柄）1枚分30cm角
作り方①アップリケ布を八つ折りにして模様を描き、模様の間にしつけをしてからハサミで切ります。
②モチーフは先に仕上げておきます。アップリケ布を開いて当布にのせ、待針を打って番号順に細かくしつけをかけます。

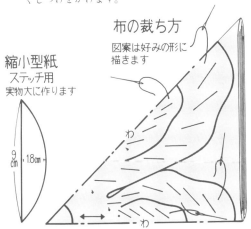

布の裁ち方
図案は好みの形に描きます

縮小型紙
ステッチ用
実物大に作ります
9cm 1.8cm
わ
わ

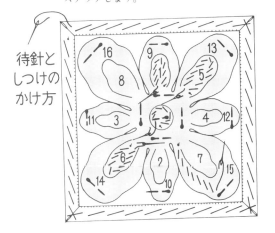

待針としつけのかけ方

G モチーフできあがり寸法…1辺9cm(21.8cm×21.8cm)
（型紙85ページ・作り方は15ページの応用）

材料…土台布(ブロード白地紺小花柄) 1枚分26cm×26cm
当布(⅛) 1 (ブロード空色地葉柄) 4枚分13cm×26cm
当布(⅛) 2 (ブロード黄色小花柄) 4枚分13cm×26cm
ドミット芯1枚分22cm×22cm

作り方①型紙を作ります。当布は⅛の裁ち用型紙と折り用

型紙を作ります。
②布を裁ちます。
③当布を用意します (48ページと78ページH参照)。
④モチーフを作ります (15・48ページを参考に)。
⑤まつりと同じ針・糸で同心円をステッチします。

このモチーフは、1辺9cmの正方形モチーフ(6ページまたは34ページ) と組合せて大きくつなぐことができます。

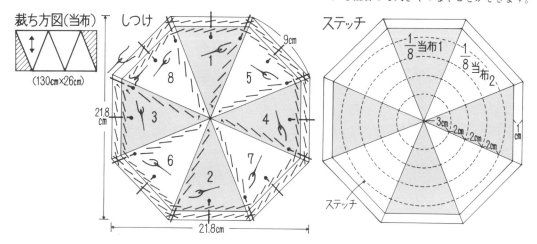

裁ち方図(当布)　しつけ　(130cm×26cm)　9cm　21.8cm　21.8cm

ステッチ　⅛ 当布1　⅛ 当布2　3cm 2cm 2cm 2cm 1cm　ステッチ

H　Gの応用です。

モチーフできあがり寸法…1辺9cm(21.8cm×21.8cm) (型紙85ページ・作り方は15ページの応用)

材料…土台布(シーチング生成) 1枚分26cm×26cm
当布(⅛) 1 (シーチング深緑花柄)8枚分15cm×30cm
当布(⅛) 2 (ブロード薄ネズミ色)8枚分20cm×21cm
ドミット芯 1枚分22cm×22cm

作り方①型紙を作ります。当布は⅛の裁ち用型紙1と2、

⅛の折り用型紙(切替え線を書込む)の3枚です。
②布を裁ちます(裁ち方図参照)。
③当布を用意します。はぎ合せて折り、中心を糸で結んで待針で正しく重ね、裏からアイロンします。
④土台布にのせてピンを打ち、外回りとアップリケ(番号順)にしつけをしてまつります。
⑤当布を縦まつりし、同じ糸で同心円のステッチを入れます。しつけ糸を取って完成です。

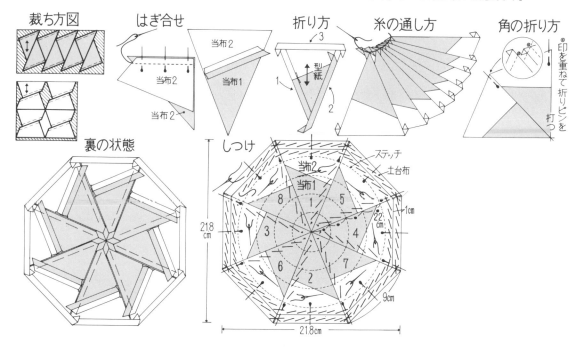

裁ち方図　はぎ合せ　折り方　糸の通し方　角の折り方
当布2　当布1　型紙　印を重ねて折りピンを打つ
裏の状態　しつけ　ステッチ　当布2　当布1　土台布　21.8cm　22cm　1cm　9cm　21.8cm

I　できあがり寸法…68cm×68cm

モチーフ…Aできあがりの1辺34cm　4枚(作り方15ページ)
　　　　　　Bできあがりの1辺8cm　1枚(作り方34ページ)

材料…A 土台布(½) 1 (ブロード茶系花柄) 4枚分90cm×50cm
　　　　　土台布(½) 2 (シーチング黒) 4枚分90cm×50cm
　　　　A 当布 1 (ブロード黄緑小花柄) 4枚分22cm×22cm
　　　　　当布 2～10(ブロード各種) それぞれ4枚分・バイ
　　　　　ス裁ち・3.5cm幅で　2…19cm、3…22cm
　　　　　4…25cm、5…28cm、6…31cm、7…34
　　　　　cm、8…37cm、9…40cm、10…43cm
　　　　　当布11(シーチング黒) 4枚分40cm×90cm
　　　　B 土台布(Aの土台布1と同じ)1枚分13cm角
　　　　B 当布(シーチング黒)1枚分8cm× 8cm
　　　　ドミット芯　A 4枚とB 1枚分68cm角

作り方　モチーフAのみ説明します。
　　①型紙を作ります。下図を参考に、土台布裁ち用型

紙(対角線に縫いしろを加える)と土台布折り用型
紙を工作用紙で作り、当布裁ち用型紙は丈夫な紙
袋などで作ってあとで台紙として使います。当布
折り用型紙は1と11だけ作ります。

②布を裁ちます。当布2～10はバイヤスの直線です。

③土台布をはぎ合せ、折っておきます。

④当布を台紙の上で重ねます。当布はそれぞれ図の
ように縫いちぢめ、台紙の上に番号順にのせて待
針を打ち、縫いしろは手前の当布の下に入れます。
次に台紙を縫込まないようにしつけをし、台紙は
はずします。

⑤モチーフを作ります。土台布にドミット芯と当布
を重ね、縁は土台布を上に重ねます。しつけをし、
額縁の回り、当布を縦まつりし(7ページ10)、角
を7ページ12の方法でかがります。

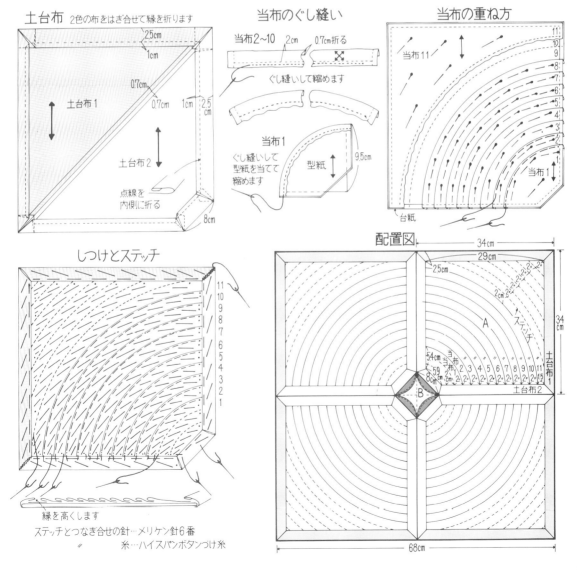

土台布　2色の布をはぎ合せて縁を折ります
当布のぐし縫い
当布2～10　2cm　0.7cm折る　ぐし縫いして縮めます
当布1　ぐし縫いして型紙を当てて縮めます
9.5cm
当布の重ね方
当布11　当布1　台紙
25cm　1cm　0.7cm　0.7cm　1cm　2.5cm
土台布1　土台布2　8cm
点線を内側に折る

しつけとステッチ
縁を高くします
ステッチとつなぎ合せの針…メリケン針6番
　　　　〃　　　糸…ハイスパンボタンつけ糸

配置図
34cm　29cm　25cm
A　ステッチ
54cm　59cm　8cm
当布　B
土台布1　土台布2
34cm　68cm

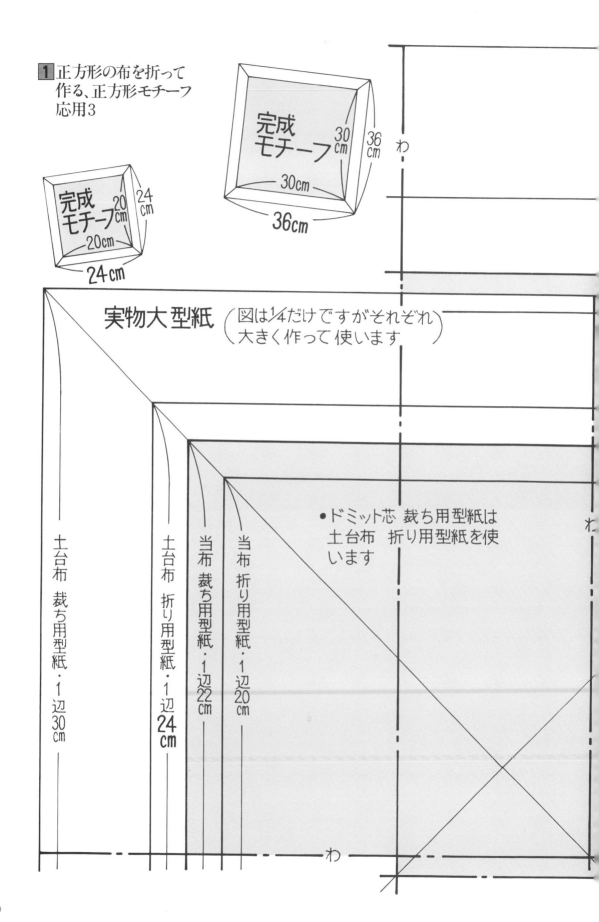

1 正方形の布を折って
作る、正方形モチーフ
応用3

完成
モチーフ
20cm
20cm
24cm
24cm

完成
モチーフ
30cm
30cm
36cm
36cm

わ

実物大型紙 （図は¼だけですがそれぞれ）
（大きく作って使います）

土台布　裁ち用型紙・1辺30cm

土台布　折り用型紙・1辺24cm

当布　裁ち用型紙・1辺22cm

当布　折り用型紙・1辺20cm

・ドミット芯　裁ち用型紙は
土台布　折り用型紙を使
います

わ

わ

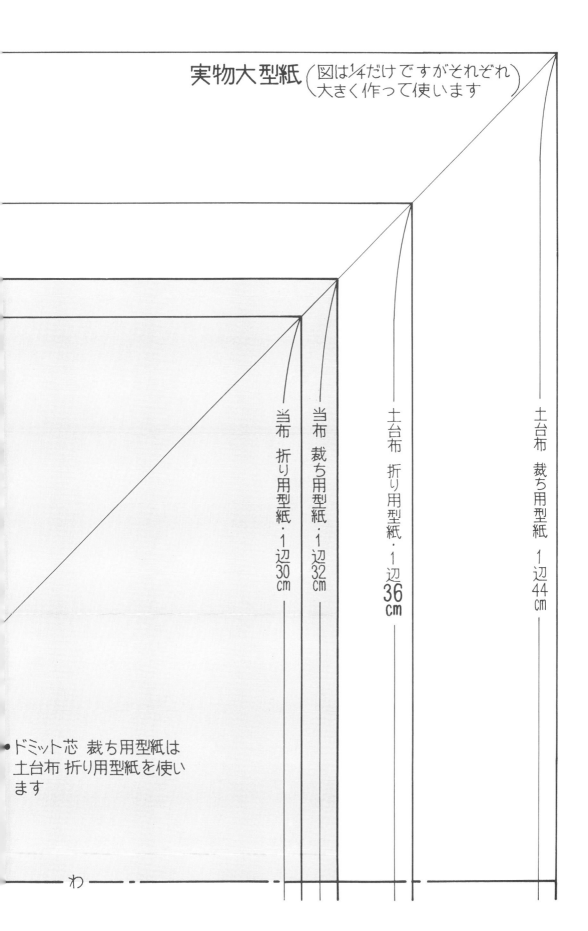

実物大型紙（図は¼だけですがそれぞれ大きく作って使います）

当布　折り用型紙・1辺30cm

当布　裁ち用型紙・1辺32cm

土台布　折り用型紙・1辺36cm

土台布　裁ち用型紙　1辺44cm

● ドミット芯　裁ち用型紙は
土台布 折り用型紙を使い
ます

わ

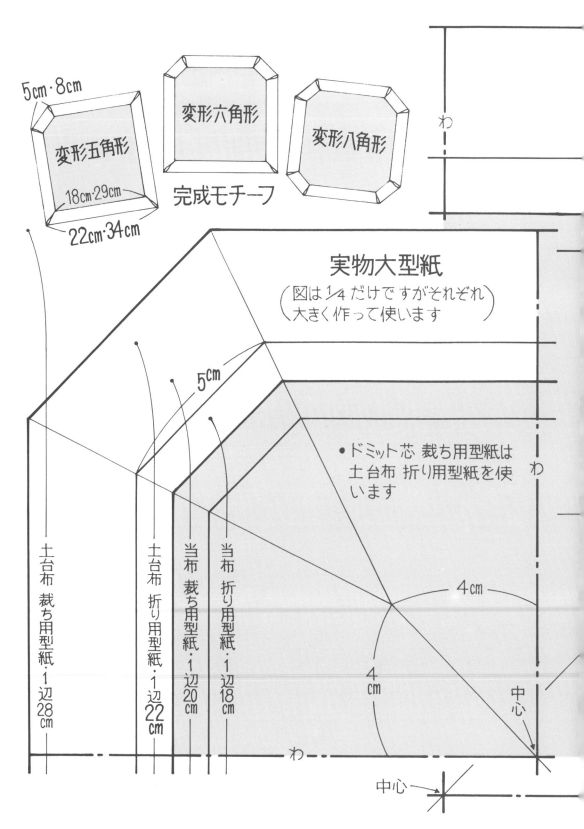

5cm·8cm

変形五角形

18cm·29cm

22cm·34cm

変形六角形

完成モチーフ

変形八角形

わ

実物大型紙

（図は 1/4 だけですがそれぞれ 大きく作って使います）

5cm

• ドミット芯 裁ち用型紙は
土台布 折り用型紙を使
います

わ

4cm

4cm

中心

土台布 裁ち用型紙·1辺28cm

土台布 折り用型紙·1辺22cm

当布 裁ち用型紙·1辺20cm

当布 折り用型紙·1辺18cm

わ

中心

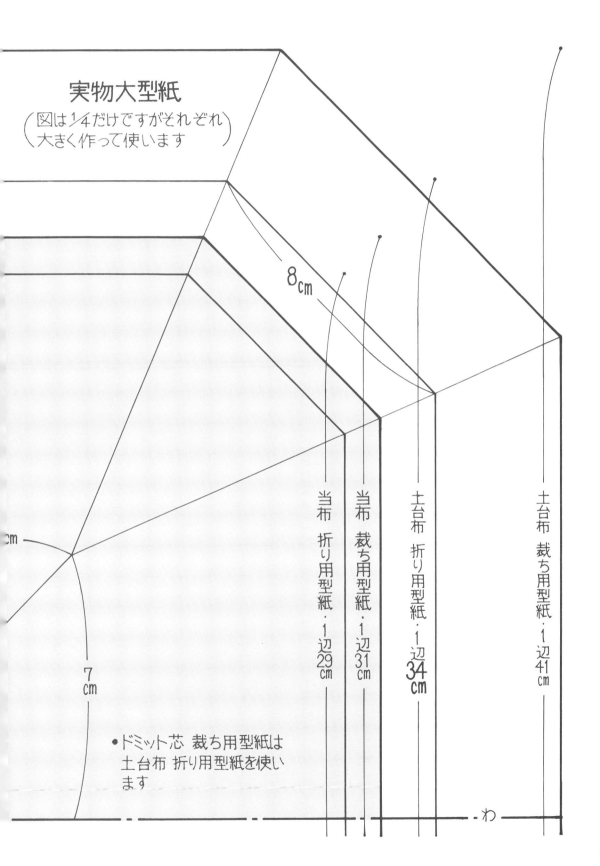

実物大型紙
（図は¼だけですがそれぞれ
大きく作って使います）

8cm

7cm

当布 折り用型紙・1辺29cm

当布 裁ち用型紙・1辺31cm

土台布 折り用型紙・1辺34cm

土台布 裁ち用型紙・1辺41cm

•ドミット芯 裁ち用型紙は
土台布 折り用型紙を使い
ます

わ

1 正方形の布を折って作る、正方形モチーフ　応用3

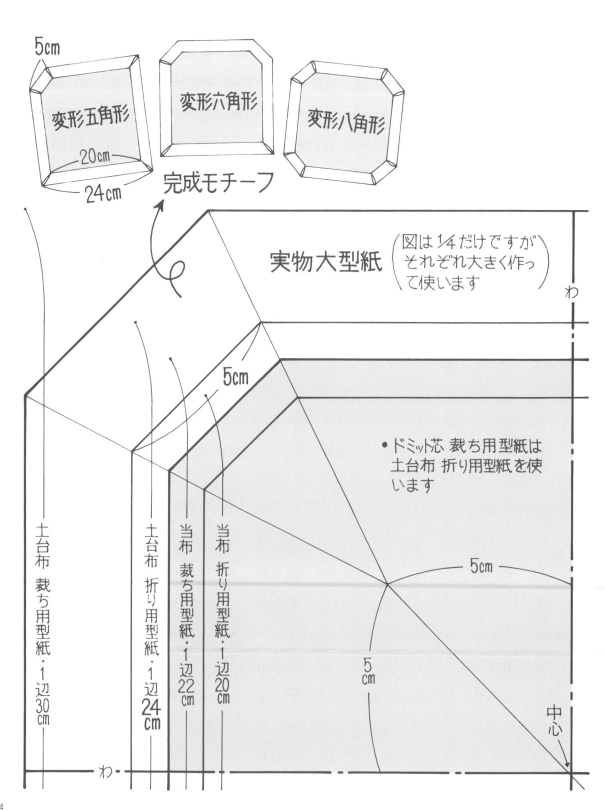

5cm

変形五角形

変形六角形

変形八角形

20cm

24cm

完成モチーフ

実物大型紙

（図は¼だけですが
それぞれ大きく作っ
て使います）

わ

5cm

● ドミット芯 裁ち用型紙は
土台布 折り用型紙を使
います

5cm

5cm

5cm

土台布　裁ち用型紙・1辺30cm

土台布　折り用型紙・1辺24cm

当布　裁ち用型紙・1辺22cm

当布　折り用型紙・1辺20cm

中心

わ

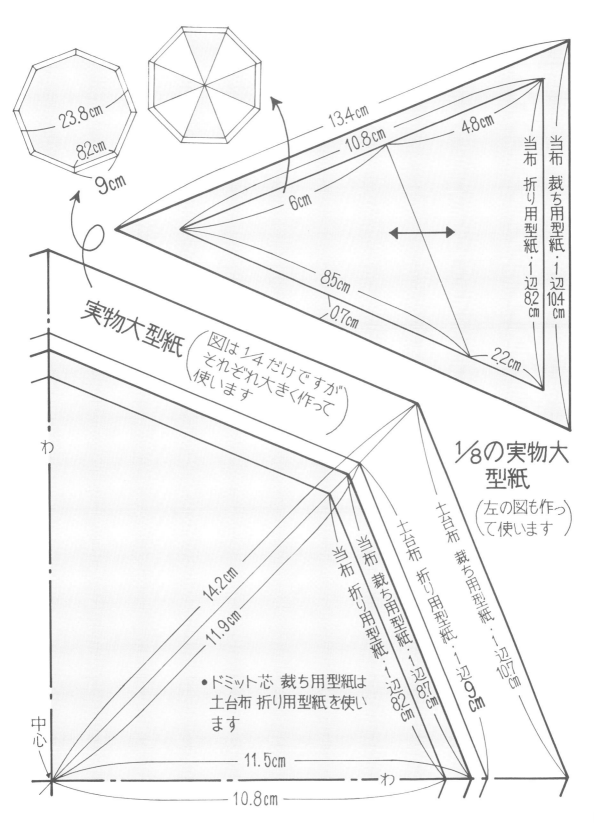

■八角形の布を折って作る、正八角形モチーフ

23.8cm

8.2cm

9cm

13.4cm

10.8cm

4.8cm

6cm

当布 折り用型紙・1辺8.2cm

当布 裁ち用型紙・1辺10.4cm

8.5cm

0.7cm

2.2cm

実物大型紙 (図は1/4だけですが それぞれ大きく作って 使います)

1/8の実物大型紙 (左の図も作って使います)

わ

14.2cm

11.9cm

当布 折り用型紙・1辺8.2cm

当布 裁ち用型紙・1辺8.7cm

土台布 折り用型紙・1辺8.7cm

土台布 裁ち用型紙・1辺10.7cm

9cm

•ドミット芯 裁ち用型紙は 土台布 折り用型紙を使い ます

中心

11.5cm

わ

10.8cm

85

できあがり寸法…189cm×236cm

モチーフ…できあがりの1辺4.6cm(型紙89・作り方22ページ)

構成…**A ブロック**(モチーフ㈠1枚・モチーフ㈡6枚・モチーフ㈢12枚で1ブロック19枚、19枚×24(ブロック)=456枚

　　　　B ブロック(モチーフ㈢7枚で1ブロック、7枚×6(ブロック)=42枚

　　　　C(残りの空間)モチーフ㈣299枚、モチーフ㈤=補助モチーフ14枚

材料…㈠土台布(ブロード水色)24枚分90cm×65cm

　　　　当布(ブロード柄色小花柄)24枚分90cm×14cm

　　　　裏面の当布(ブロード深海色花柄)24枚分90cm×14cm

　　　　㈡土台布(多色柄)144枚分90cm×380cm

　　　　当布(多色柄)144枚分90cm×85cm

　　　　1ブロック分は次ページAモチーフと同じ

　　　　㈢土台布(ブロード空色小花柄)330枚90cm×845cm

当布(ブロード水色)330枚分90cm×200cm

㈣土台布(ブロード水色)299枚分90cm×770cm

当布(ブロード水色)299枚分90cm×180cm

㈤土台布(ブロード水色)14枚分90cm×17cm

ドミット芯　モチーフ811枚分100cm幅450cm

作り方①型紙を作ります(89・22ページ参照)。補助モチーフ用(88ページ)も作ります。

②布を裁ちます。(右ページ下図参照)㈠～㈤の必要布とドミット芯を裁ちます。㈠の裏面の当布は表面と同じように裁ちます。㈤は当布をつけません。

③モチーフを作ります。(1)～㈣は22ページどおり作り、㈠だけ、裏面に折った当布を縦まつりでアップリケします。㈤は下図どおりです。

④つなぎます。それぞれブロックごとにまとめて7ページ12の要領でつないでおき、最後に空間のモチーフをつなぎ合せて完成させます。

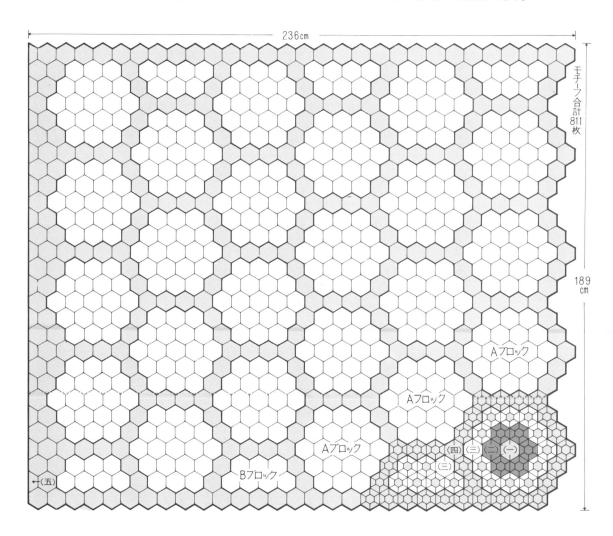

236cm

モチーフ合計811枚

189cm

Aフロック

Aフロック

Aフロック

Bフロック

㈣ ㈢ ㈡ ㈠

㈢

㈤

20ページ左の作品

できあがり寸法…40cm×36.8cm

モチーフ…できあがりの１辺4.6cm、合計19枚 (型紙89ページ、作り方22ページ)

構成…Aのモチーフ６枚とBのモチーフ13枚

材料…A 土台布(グリーン格子) ６枚分90cm×16cm
　　　　　当布(ブロード黒小花柄) ６枚分6.5cm×34cm
　　　　B 土台布(ブロード黒小花柄)13枚分90cm×40cm

当布(黒地赤花柄) 13枚分45cm×12cm

ドミット芯　19枚分40cm×35cm

作り方①型紙を作ります(89・22ページ参照)。
　　　　②布を裁ちます。裁ち方は下図と同じです。
　　　　③モチーフを作ります(22ページ参照)。
　　　　④つなぎます(7ページ12参照)。

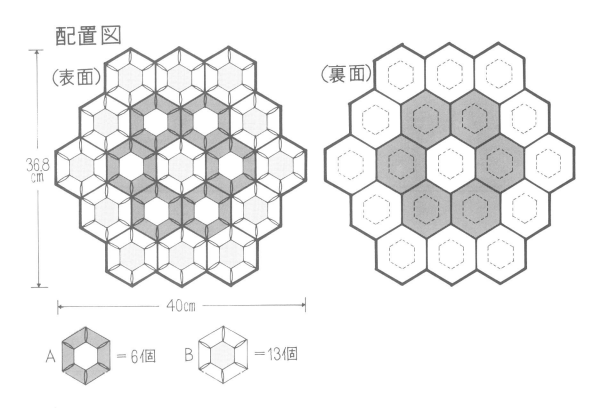

配置図
（表面）
36.8cm
40cm

（裏面）

A ＝6個　　B ＝13個

86ページの続きです。

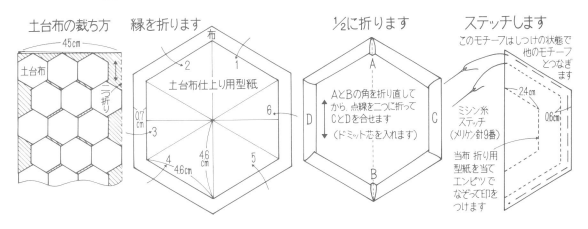

土台布の裁ち方
45cm
土台布
二つ折り

縁を折ります
布
2　1
土台布仕上り用型紙
0.7cm
3
4　4.6cm
4.6cm
5
6

½に折ります
A
AとBの角を折り直してから、点線を二つに折ってCとDを合せます
D　　C
（ドミット芯を入れます）
B

ステッチします
このモチーフはしつけの状態で他のモチーフとつなぎます
2.4cm
0.6cm
ミシン糸ステッチ(メリケン針9番)
当布 折り用型紙を当てエンピツでなぞって印をつけます

20ページの右の作品

できあがり寸法…69cm×60cm

モチーフ…できあがりの1辺4.6cm、(型紙89ページ、作り方22ページ)

構成…A (中心部分の生成と柄物の組合せ) 30枚
B (外回りの生成・½の補助モチーフ) 15枚　計45枚

材料…A 土台布(½) 1 (シーチング生成) 30枚分90cm×105cm
土台布(½) 2 (ブロード花柄各種) 30枚、1枚分8.5cm×15.5cm
当布(シーチング生成) 30枚分(Aの土台布1に含む)
B 土台布(シーチング生成) 15枚分(〃)
ドミット芯　45枚分25cm×70cm

作り方①型紙を作ります(89・22ページ参照)。

②布を裁ちます。87ページ裁ち方図を参考に、生成布からAの土台布1と当布、Bの土台布を裁ち、花柄布各種からそれぞれAの土台布2を裁ちます。ドミット芯も裁ちます。

③モチーフを作ります。Aは22ページ参照、Bは87ページ参照。

④つなぎます (7ページ12参照)。はじめにAモチーフを3枚1組にして10ブロック作り、それぞれをつなぎます。配置は裏面を見て決めるとラクです。空いたところにBモチーフをつないで完成です。

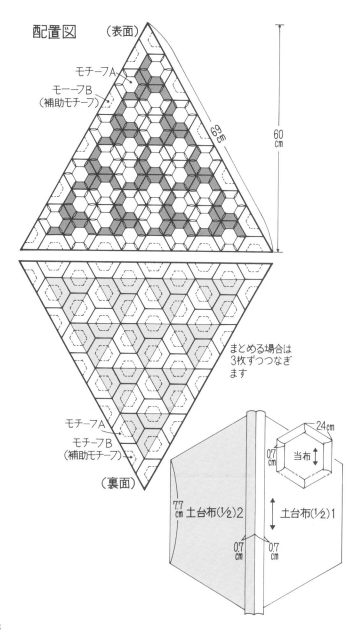

配置図　　（表面）

モチーフA
モチーフB
（補助モチーフ）

69cm

60cm

まとめる場合は
3枚ずつつなぎ
ます

モチーフA
モチーフB
（補助モチーフ）

（裏面）

24cm

0.7cm　当布

7.7cm　土台布(½)2　　土台布(½)1

0.7cm　0.7cm

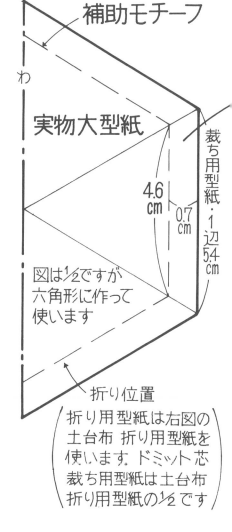

補助モチーフ

わ

実物大型紙

4.6cm

0.7cm

裁ち用型紙・1辺5.4cm

図は½ですが
六角形に作って
使います

折り位置

折り用型紙は右図の土台布 折り用型紙を使います。ドミット芯 裁ち用型紙は土台布 折り用型紙の½です

2 六角形の布を折って作る、正六角形モチーフ

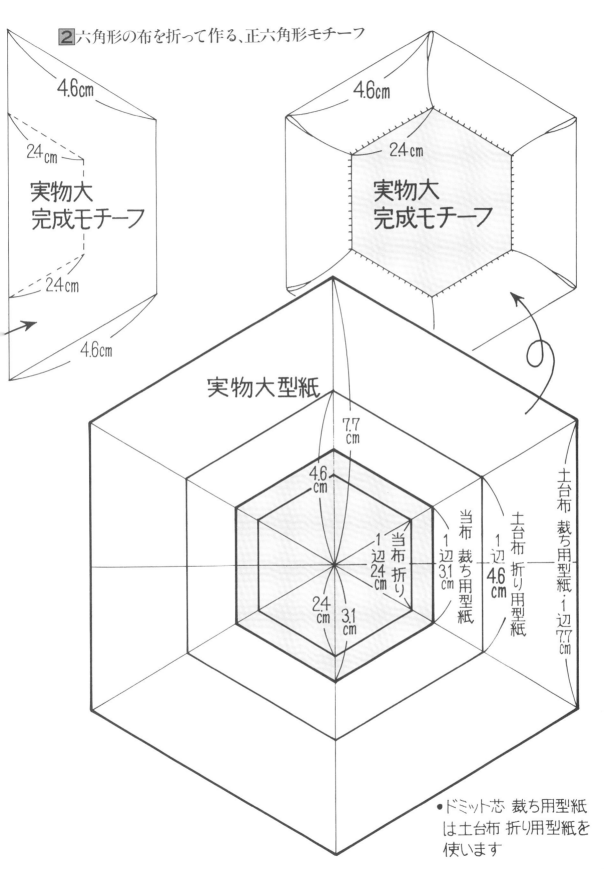

4.6cm

24cm

実物大
完成モチーフ

4.6cm

4.6cm

24cm

実物大
完成モチーフ

実物大型紙

7.7cm

4.6cm

1辺24cm
当布 折り

1辺3.1cm
当布 裁ち用型紙

1辺4.6cm
土台布 折り用型紙

24cm

3.1cm

土台布 裁ち用型紙・1辺7.7cm

●ドミット芯 裁ち用型紙
は土台布 折り用型紙を
使います

A〜Gのバッグ

モチーフ…**A**できあがりの1辺4.6cmの六角形モチーフ
　　　　　　（型紙89ページ・作り方22ページ）

　　　　　Bできあがりの1辺4.6cmの正方形モチーフ
　　　　　　（型紙71ページ・作り方6ページ）

作り方要点…それぞれ図を参照してモチーフを必要枚数作り、配置を確認してつなぎ合せます。作品の中には当布をミシンでステッチしたものもありますが（ミシン針16番・ハイスパンジーンズステッチ糸）、好みによっては手縫いにしてください。

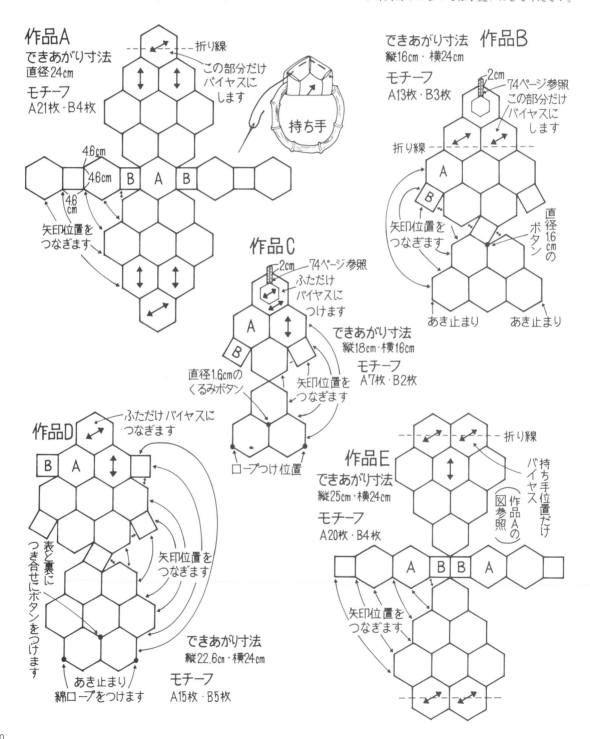

作品A
できあがり寸法
直径24cm
モチーフ
A21枚・B4枚

折り線
この部分だけバイヤスにします
持ち手

4.6cm
4.6cm
4.6cm
矢印位置をつなぎます

できあがり寸法　作品B
縦16cm・横24cm
モチーフ
A13枚・B3枚

2cm
74ページ参照
この部分だけバイヤスにします
折り線
矢印位置をつなぎます
直径1.6cmのボタン
あき止まり　あき止まり

作品C
2cm
74ページ参照
ふただけバイヤスにつけます
できあがり寸法
縦18cm・横16cm
モチーフ
A7枚・B2枚
直径1.6cmのくるみボタン
矢印位置をつなぎます
ロープつけ位置

作品D
ふただけバイヤスにつなぎます
表と裏につき合せにボタンをつけます
矢印位置をつなぎます
あき止まり
綿ロープをつけます
できあがり寸法
縦22.6cm・横24cm
モチーフ
A15枚・B5枚

作品E
できあがり寸法
縦25cm・横24cm
モチーフ
A20枚・B4枚
折り線
持ち手位置だけバイヤス
作品Aの図参照
矢印位置をつなぎます

くるみボタンはボタンの直径×2の布をぐし縫いし、ボタンと、ボタンよりやや大きい布を入れてしぼり、裏に当布をのせてまつります。

Hのバッグ
モチーフ…できあがりの1辺6.2cmの菱形モチーフ（型紙

98ページ・作り方30ページ）
作り方要点…モチーフを作って配置図どおりはぎ合せ、ちとひもを作ってまとめます。

モチーフの組合せ方、配置、持ち手やひも、布や配色の選び方でいろいろなバッグができます。工夫してみてください。

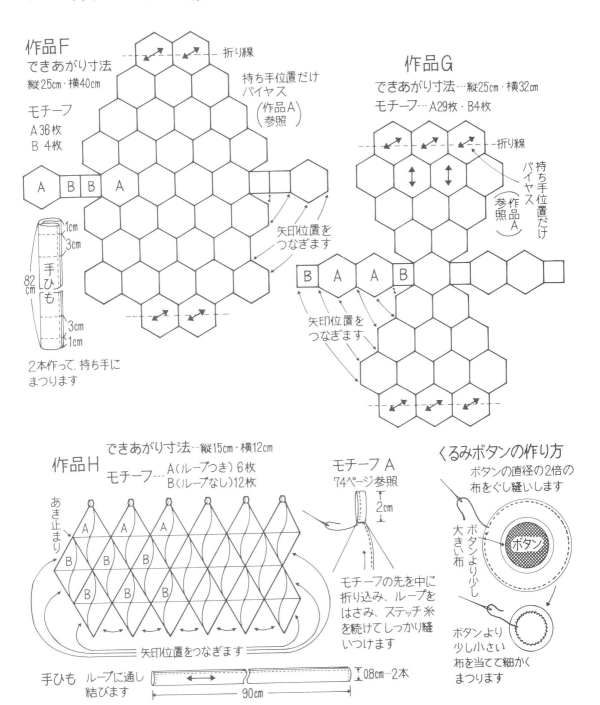

作品F
できあがり寸法
縦25cm・横40cm

モチーフ
A 36枚
B 4枚

折り線

持ち手位置だけ
バイヤス
（作品A
参照）

1cm
3cm
手ひも
82cm
3cm
1cm

2本作って、持ち手に
まつります

矢印位置を
つなぎます

作品G
できあがり寸法…縦25cm・横32cm
モチーフ…A29枚・B4枚

折り線

持ち手位置だけ
バイヤス
（参照作品A）

矢印位置を
つなぎます

作品H
できあがり寸法…縦15cm・横12cm
モチーフ…A（ループつき）6枚
B（ループなし）12枚

あき止まり

矢印位置をつなぎます

モチーフ A
74ページ参照

2cm

モチーフの先を中に
折り込み、ループを
はさみ、ステッチ糸
を続けてしっかり縫
いつけます

くるみボタンの作り方
ボタンの直径の2倍の
布をぐし縫いします

ボタンより
少し
大きい布

ボタン

ボタンより
少し小さい
布を当てて細かく
まつります

手ひも ループに通し
結びます

08cm…2本

90cm

91

できあがり寸法…192cm×211.5cm

モチーフ…できあがり1辺9cm。生成368枚・紺368枚・A10
枚・B32枚・C30枚・D42枚・E48枚・F48枚・G48
枚・H46枚・I38枚・J26枚、合計1104枚。（型紙
96ページ・作り方27ページ）

構成…星形ブロック(12枚1組)（紺28ブロック＋半端4、
柄布10色で21ブロック＋半端19）紺は縦に、柄布は
斜めに配置します。
その他の空間　生成368枚

材料…生成土台布(シーチング)368枚分90cm×696cm
紺土台布(ブロード)368枚分90cm×696cm
A色土台布(ブロード濃茶唐草柄)10枚分90cm×25cm
B色土台布(ベージュ空色柄)32枚分90cm×65cm
C色土台布(朱色焦茶唐草柄)30枚分90cm×65cm
D色土台布(ベージュ空色花柄)42枚分90cm×75cm

E色土台布(黄土色地朱柄)48枚分90cm×90cm
F色土台布(黄土色濃青柄)48枚分90cm×90cm
G色土台布(濃辛子色地唐草柄)48枚分90cm×90cm
H色土台布(暗色桃色花柄)46枚分90cm×90cm
I色土台布(コバルトブルー柄物)38枚分90cm×75cm
J色土台布(焦茶唐草模様)26枚分90cm×50cm
ドミット芯　1104枚分　100cm幅420cm

作り方①型紙を作ります(96・27ページ参照)。
②布を裁ちます。裁ち方図を参考に各布とドミット
芯を必要枚数裁ちます。
③モチーフを作ります。柄物を先に作り、手慣れた
ところでステッチの目立つ無地に移りましょう。
④つなぎます(7ページ12参照)。色別に1ブロック
ずつつないでおいて、全体をまとめます。

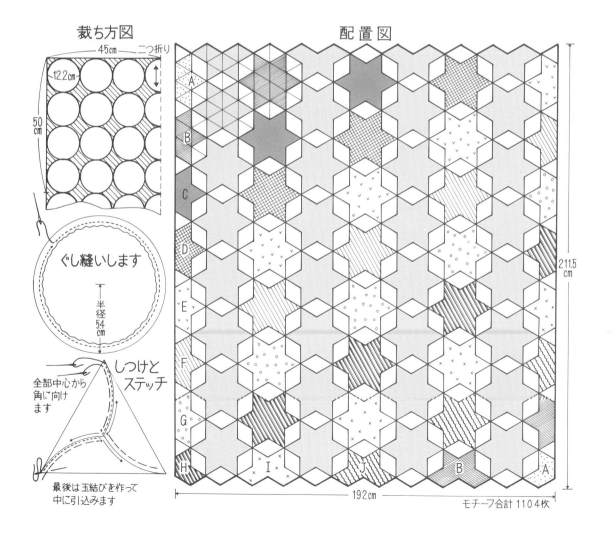

裁ち方図

45cm　二つ折り
12.2cm
50cm

ぐし縫いします
半径54cm

全部中心から
角に向けます

しつけと
ステッチ

最後は玉結びを作って
中に引込みます

配置図

211.5cm

192cm

モチーフ合計1104枚

26ページ上の作品

できあがり寸法…62cm×72cm

モチーフ…できあがりの1辺18cm、合計24枚（型紙97ページ、作り方27・28ページ）

構成…全部⅔＋⅓のはぎ合せモチーフです。中心部は6色を各1枚、外回りは1種類を12枚。

材料…中心部の土台布 (⅔)（ブロード）1枚分 ⎫ 35cm×27cm
中心部の土台布 (⅓)（ブロード）2枚分 ⎭ を6色分
中心部の土台布 (⅔)（シーチング生成）6枚分…外回り土台布に含む
外回りの土台布 (⅔)（シーチング生成）18枚分（中心部6枚分を含む）90cm×95cm
外回りの土台布 (⅓)（ブロード薄茶小花柄）12枚分90cm×32cm

ドミット芯　24枚分50cm×60cm

作り方①型紙を作ります（97・28ページ参照）。⅔と⅓の土台布は28ページのように縫いしろを加えます。

②布を裁ちます。（裁ち方図参照）。各布とドミット芯を必要枚数裁ちます。

③モチーフを作ります（27・28ページ参照）。色の組合せに注意して接ぎ、布の重なり方に注意して折り、ステッチは下図のように紡錘形に入れます。これはモチーフが大きいので、中の布が返るのを防ぐためと、ステッチの美しさを楽しむためにします。

④つなぎ合せます（7ページ12参照）。配置図を参考に、モチーフを並べてみてからつなぎます。

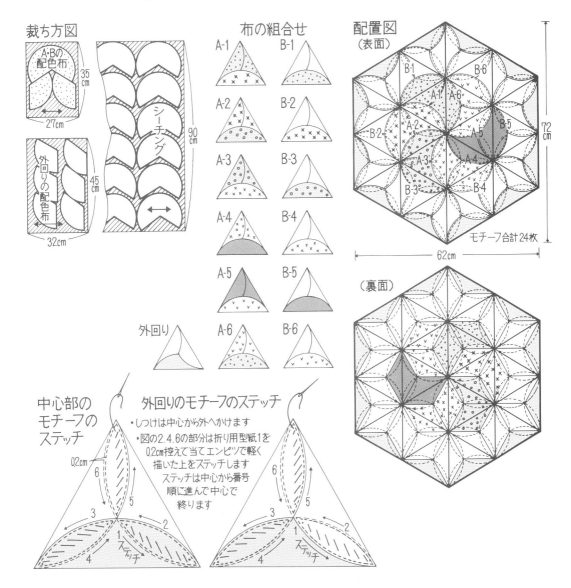

裁ち方図

布の組合せ

配置図（表面）

中心部のモチーフのステッチ

外回りのモチーフのステッチ
・しつけは中心から外へかけます
・図の2.4.6の部分は折り用型紙1を0.2cm控えて当てエンピツで軽く描いた上をステッチします
ステッチは中心から番号順に進んで中心で終ります

26ページ下の作品

できあがり寸法…72cm×62cm

モチーフ…できあがりの1辺18cm、合計24枚（型紙97ページ、作り方27・28ページ）

構成…中心部Aはアップリケをしたもの6枚。
外回りBは2/3＋1/3のはぎ合せモチーフ18枚。

材料…A土台布（シーチング生成）6枚分90cm×90cm（Bの土台布用布を含む）
アップリケ布（ブロード）1枚分5.5cm×11cmを6枚分。
B土台布（2/3）（ブロード濃紺）18枚分90cm×100cm、土台布（1/3）（シーチング生成）18枚（Aの土台布に含む）
ドミット芯　24枚分50cm×60cm

作り方①型紙を作ります（97・27・28ページと下図参照）。土台布裁ち用型紙（全円・2/3・1/3）、土台布折り用型紙（1・2）アップリケ裁ち用型紙、折り用型紙の7枚です。

②布を裁ちます（93ページ裁ち方図参照）。各布とドミット芯を必要枚数裁ちます。

③モチーフを作ります（27・28ページ参照）。Aは土台布をふつうに折ってしつけをし、次にアップリケ布をはさんでしつけをし、ステッチ（28ページ4と93ページ下図参照）は逆にアップリケから始めて全体にします。Bは93ページと同じです。

④つなぎます（7ページ12参照）。配置図を参考にしてつなぎます。

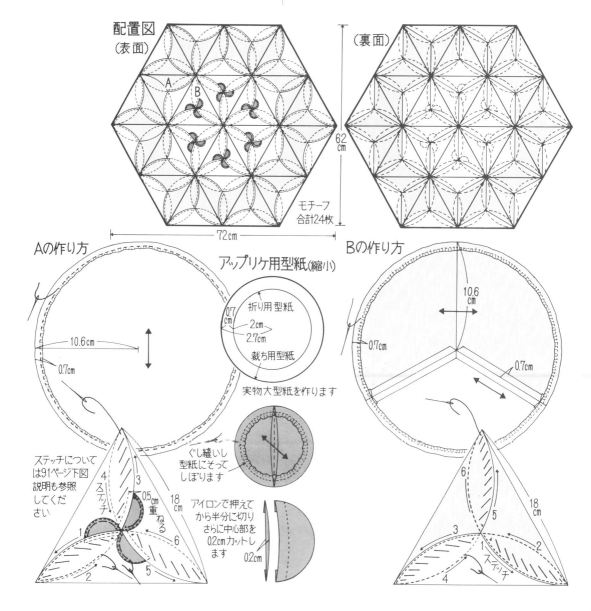

配置図（表面）

（裏面）

72cm

62cm

モチーフ合計24枚

Aの作り方

アップリケ用型紙（縮小）

Bの作り方

10.6cm

0.7cm

折り用型紙

0.7cm
2cm
2.7cm

裁ち用型紙

実物大型紙を作ります

ステッチについては91ページ下図説明も参照してください

4 ステッチ
3
0.5cm重ねる
18cm
1
2
6
5

ぐし縫いし型紙にそってしぼります

アイロンで押えてから半分に切りさらに中心部を0.2cmカットします

0.2cm

10.6cm

0.7cm

0.7cm

6
18cm
5
3
4
ステッチ
2

29ページ右の作品

できあがり寸法…73.6cm×128cm

モチーフ…できあがりの1辺9.2cm、合計64枚
（型紙99ペ 作り方30・31ページ参照）

構成…A（花びん模様）は½＋½はぎ合せ2枚と¾＋¼はぎ
合せ2枚の合計4枚で1ブロック。9ブロック（9
色）×4枚で36枚。

B その他の空間ははぎ合せなしで28枚。

材料…A 土台布（½）（ブロード）2枚 ┐ 1模様分20cm×30cm
　　　　土台布（¼）（ブロード）2枚 ┘を9種類
　　　　土台布（½）（シーチング生成）18枚 ┐合計で
　　　　土台布（¾）（シーチング生成）18枚 ├90cm×220cm
　　B 土台布（シーチング生成）28枚 ┘
　　　ドミット芯 64枚分80cm×70cm

作り方①型紙を作ります（99・30・31ページ参照）。土台布裁
ち用型紙（全円・½・¾・¼）、土台布折り用型紙（1・
2）、の6枚です。

②布を裁ちます（裁ち方図参照）。各布とドミット芯
を必要枚数裁ちます。

③モチーフを作ります（30・31ページ参照）。½＋½の
はぎ方は8ページ2、¾＋¼のはぎ方は35ページ
2を参考にします（縫いしろの当布は不要）。あと
は基本モチーフと同じ要領ですが、ステッチは下
図のようにします。

④つなぎます。（7ページ12参照）。配置図を参考に
1列8枚ずつ8列につなぎ、さらにつなぎ合せま
す。

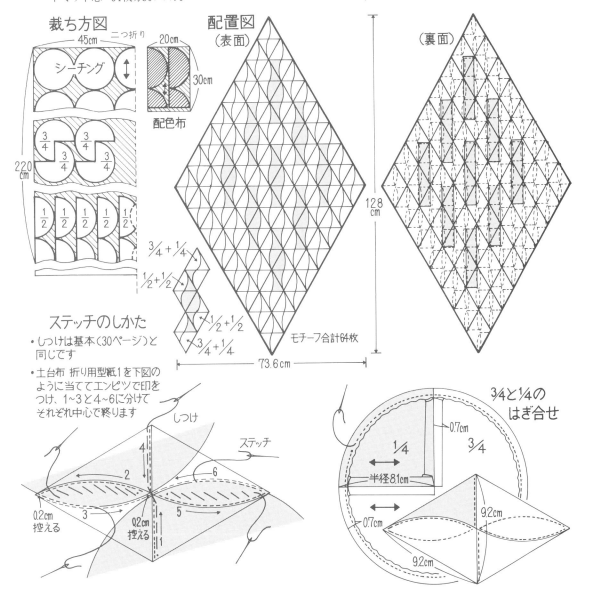

裁ち方図

配置図（表面）

（裏面）

128cm

73.6cm

モチーフ合計64枚

½＋½

¾＋¼

ステッチのしかた

・しつけは基本（30ページ）と同じです

・土台布 折り用型紙1を下図のように当ててエンピツで印をつけ、1〜3と4〜6に分けてそれぞれ中心で終ります

しつけ

ステッチ

0.2cm控える

0.2cm控える

¾と¼のはぎ合せ

0.7cm

¼　¾

半径8.1cm

0.7cm

9.2cm

9.2cm

95

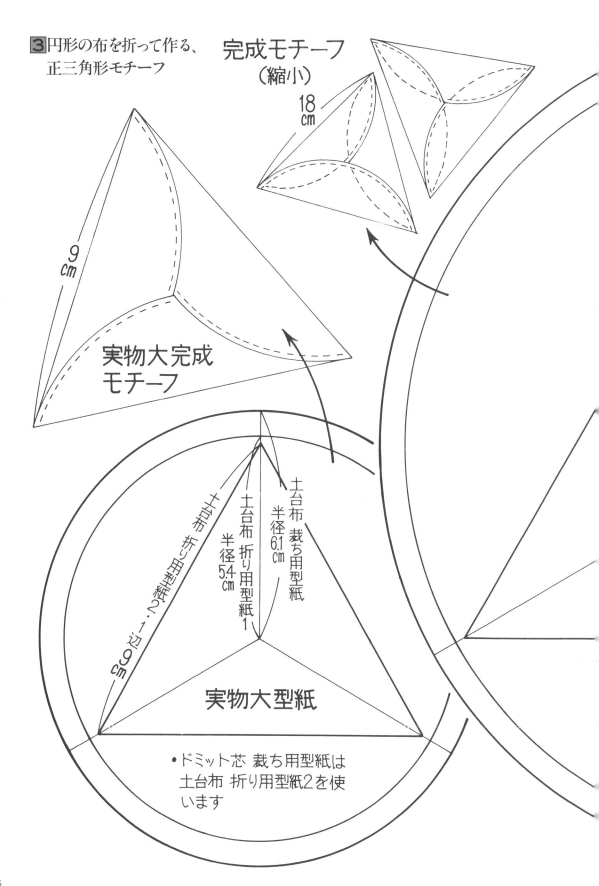

3 円形の布を折って作る、
正三角形モチーフ

完成モチーフ
（縮小）

18
cm

9
cm

実物大完成
モチーフ

土台布　裁ち用型紙
半径
6.1
cm

土台布　折り用型紙
1
半径
5.4
cm

土台布　折り用型紙2・1辺9cm

実物大型紙

・ドミット芯　裁ち用型紙は
土台布　折り用型紙2を使
います

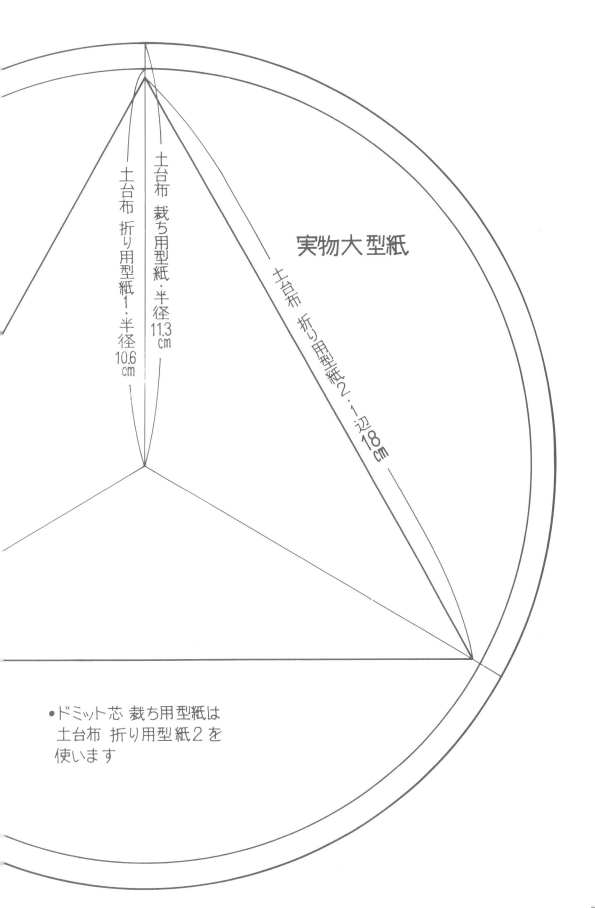

実物大型紙

土台布　折り用型紙1・半径10.6cm

土台布　裁ち用型紙・半径11.3cm

土台布　折り用型紙2・1辺18cm

•ドミット芯　裁ち用型紙は
　土台布　折り用型紙2を
　使います

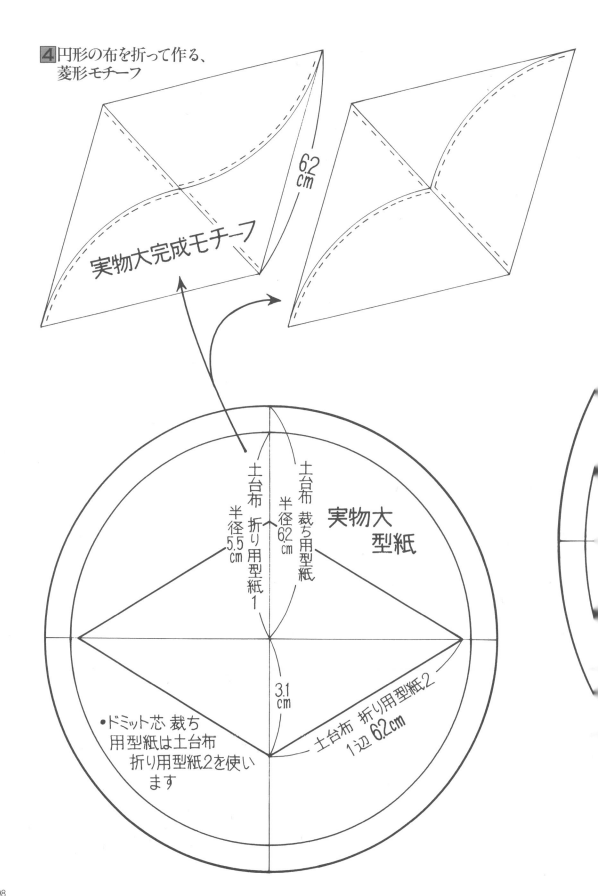

4 円形の布を折って作る、
菱形モチーフ

62 cm

実物大完成モチーフ

実物大
型紙

土台布 折り用型紙1
半径5.5cm

土台布 裁ち用型紙
半径6.2cm

3.1cm

土台布 折り用型紙2
1辺62cm

・ドミット芯 裁ち
用型紙は土台布
折り用型紙2を使い
ます

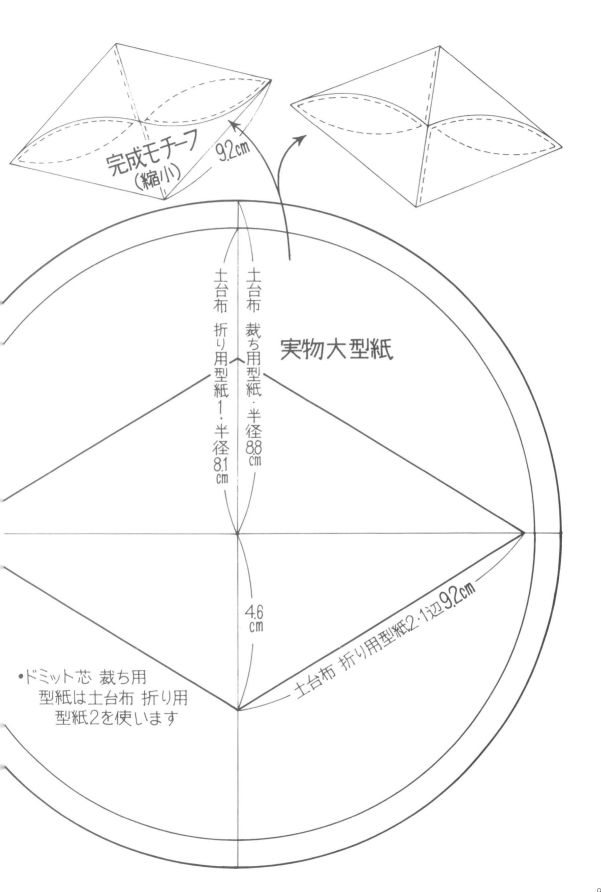

完成モチーフ
（縮小）

9.2cm

実物大型紙

土台布　折り用型紙1・半径8.1cm

土台布　裁ち用型紙・半径8.8cm

4.6cm

土台布　折り用型紙2・1辺9.2cm

•ドミット芯　裁ち用
型紙は土台布　折り用
型紙2を使います

カバーの作品

できあがり寸法…90cm×117cm

モチーフ…できあがりの1辺9cm。10枚×13枚＝130枚
　　　　　（型紙106ページ・作り方34ページ）

構成…A（藍染無地）65枚
　　　B（藍染柄布）65枚

材料…A 土台布（藍染無地）65枚分36cm×462cm
　　　　当布（シーチング生成）65枚分90cm×70cm
　　　B 土台布（藍染柄もの古代裂各種）65枚分36cm×462cm
　　　　古代裂は小さなものもはぎ合せて直径　cm
　　　　にすれば1枚分として使えます。
　　　　当布（シーチング生成）65枚90cm×70cm

ドミット芯　130枚分100cm幅110cm

作り方①型紙を作ります（106・34ページ参照）。
　　　②布を裁ちます。各布とドミット芯を必要枚数裁ち
　　　　ます。はぎ合せ方は8ページ2を参考にします。
　　　③モチーフを作ります（34・35ページ参照）。基本モ
　　　　チーフと同様に作り、さらに対角線上に2本のス
　　　　テッチをかけます（メリケン針6番・ハイスパンボ
　　　　タンつけ糸）
　　　④つなぎます（7ページ12参照）。AとBを交互に縦
　　　　1例13枚ずつつなぎ、さらに横をつなぎます。

モチーフA

藍染の無地 ＋ 生成

モチーフB

藍染の古代裂
（柄もの） ＋ 生成

基本どおり作ります

対角線にステッチを入れます

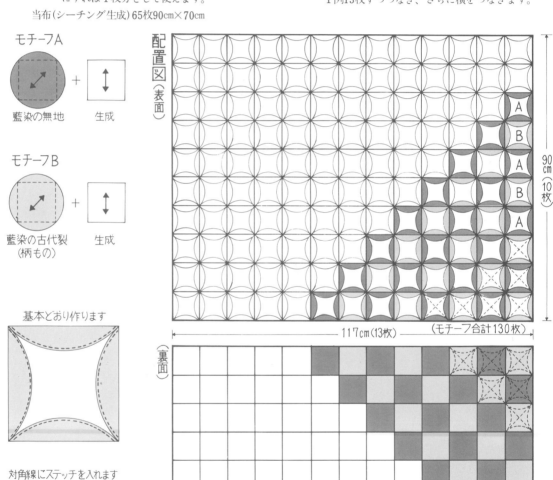

配置図（表面）

90cm（10枚）

117cm（13枚）　（モチーフ合計130枚）

（裏面）

32ページの作品

できあがり寸法…180cm×180cm

モチーフ…できあがりの1辺9cm、20枚×20枚＝400枚
（型紙31・35・106ページ、作り方34ページ参照）

作り方要点…シーチングと6色の布でABC3種類のモチーフを作り（組み合せ表参照）、少しずつつないでまとめます。下図のA～Dの記号は、土台布のはぎ合せと当布の関係を示しています。A…土台布½＋½、当布生成　B…土台布½＋½、当布柄または色無地　C…土台布¾＋¼、当布生成　D…土台布½＋¼＋¼、当布生成

組合せ表

列	A	B	C	列	A	B	C
1		(4)1枚	(14)2枚	11		(12)19枚	
2	(1)2枚	(2)3枚	(13)2枚	12	(7)16枚	(8)17枚	(16)2枚
3	(7)4枚	(8)5枚	(16)2枚	13	(9)14枚	(10)15枚	(17)2枚
4	(9)6枚	(10)7枚	(17)2枚	14	(3)12枚	(4)13枚	(14)2枚
5	(3)8枚	(4)9枚	(14)2枚	15	(1)10枚	(2)11枚	(13)2枚
6	(1)10枚	(2)11枚	(13)2枚	16	(7)8枚	(8)9枚	(16)2枚
7	(7)12枚	(8)13枚	(16)2枚	17	(5)6枚	(6)7枚	(15)2枚
8	(5)14枚	(6)15枚	(15)2枚	18	(3)4枚	(4)5枚	(14)2枚
9	(3)16枚	(4)17枚	(14)2枚	19	(1)2枚	(2)3枚	(13)2枚
10	(11)18枚	(2)19枚	(18)1枚	20		(8)1枚	(16)2枚

½＋½

完成　土台布　当布　枚数

(1) A － ○ － □ － 24枚 ┐ a色
(2) B － ○ － ■ － 47枚 ┘

(3) A － ○ － □ － 40枚 ┐ b色
(4) B － ○ － ■ － 47枚 ┘

(5) A － ○ － □ － 20枚 ┐ c色
(6) B － ○ － ■ － 22枚 ┘

(7) A － ○ － □ － 40枚 ┐ d色
(8) B － ○ － ■ － 45枚 ┘

(9) A － ○ － □ － 20枚 ┐ e色
(10) B － ○ － ■ － 22枚 ┘

(11) A － ○ － □ － 18枚 － f色
(12) B － ○ － □ － 19枚 － f色

¾＋¼

(13) C － ○ － □ － 8枚 － f色
(14) C － ○ － □ － 10枚 － b色
(15) C － ○ － □ － 4枚 － c色
(16) C － ○ － □ － 10枚 － d色
(17) C － ○ － □ － 4枚 － e色

½＋¼＋¼

(18) D － ○ － □ － 1枚 ┐ f色＋a色
(19) D － ○ － □ － 1枚 ┘

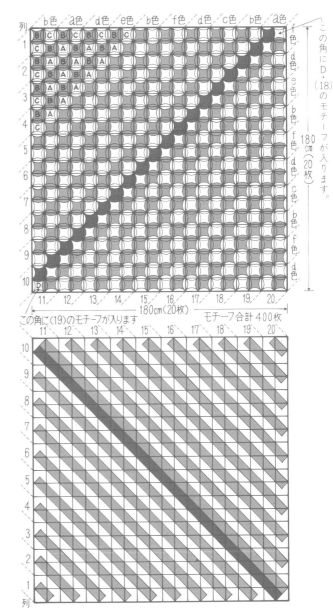

この角にD（18）のモチーフが入ります。

180cm（20枚）

この角に（19）のモチーフが入ります

180cm（20枚）　モチーフ合計400枚

できあがり寸法…181cm×21 2cm

モチーフ…できあがりの1辺9cm、合計510枚。（型紙106ページ、作り方34ページ参照）

構成…基本モチーフA・B各224枚を交互につなぎ、½モチーフC・Dを縁に、¼モチーフE・Fを角につけます。

材料…A 土台布（シーチング濃紺）224枚分90cm×580cm

当布（シーチング生成）224枚分90cm×210cm

B 土台布（シーチング生成）224枚分90cm×580cm

当布（シーチング濃紺）224枚分90cm×210cm

C・E 土台布（シーチング濃紺）31枚分90cm×90cm

D・F 土台布（シーチング生成）31枚分90cm×90cm

ドミット芯　510枚分　100cm幅400cm

作り方①型紙を作ります（106・34ページ参照）。別に、土台布裁ち用型紙の中心に0.7cmの縫いしろをつけて土台布（½）裁ち用型紙も作ります。

②布を裁ちます。各布とドミット芯を必要枚数裁ちます。

③モチーフを作ります（34ページ参照）。½と¼は下図のように作ります。

④つなぎます。

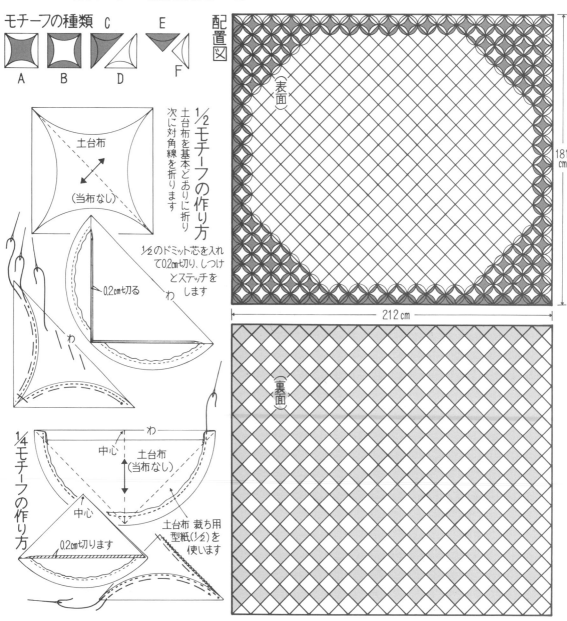

モチーフの種類

A　B　C　D　E　F

½モチーフの作り方

土台布を基本どおりに折り次に対角線を折ります

½のドミット芯を入れて0.2cm切り、しつけとステッチをします

土台布
（当布なし）

0.2cm切る

わ

¼モチーフの作り方

わ

中心

土台布
（当布なし）

中心

0.2cm切ります

土台布 裁ち用型紙（½）を使います

配置図

（表面）

181cm

212cm

（裏面）

できあがり寸法…72cm×96cm

モチーフ…できあがりの1辺24cm、合計18枚

（型紙107ページ、作り方32ページ参照）

構成…土台布に暖色2枚、寒色2枚ずつのはぎ合せをします。

材料…土台布A（シーチング生成）12枚分90cm×200cm

B（ブロード各種）暖色・寒色各24枚　1枚
分14cm×14cmを48枚

当布（シーチング生成）12枚分72cm×96cm

ドミット芯　12枚分96cm×72cm

作り方①型紙を作ります（107ページ参照）。土台布A裁ち用、

土台布B裁ち用、土台布B折り用、土台布折り用
1、土台布折り用2、ステッチ用の6枚です。

②布を裁ちます。各布とドミット芯を必要枚数裁ちます。

③モチーフを作ります。土台布Bを型紙で折って土台布Aにのせ、まつります。あとは基本（32ページと同要領ですが、空間のステッチは型紙を写して周囲をしつけて埋め（ページと同様）、モチーフの周囲、対角線、四隅の柄の順に刺します。

④つなぎます。暖色系と寒色系が隣り合うように、全体を並べてみてからつなぎます。

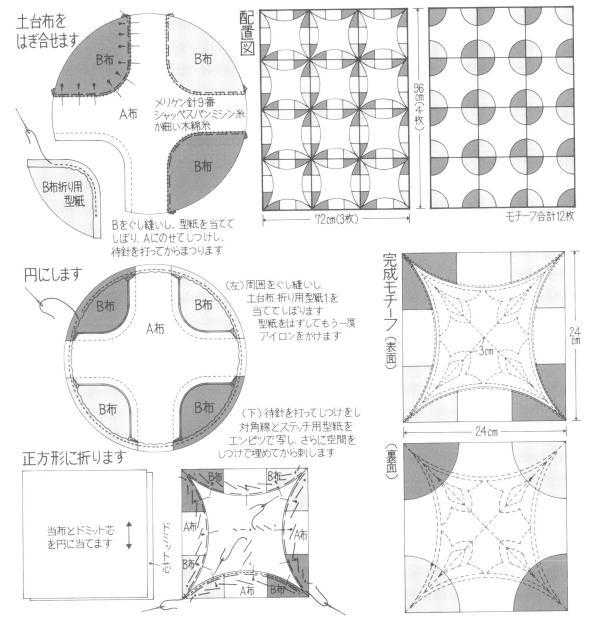

土台布をはぎ合せます

B布　B布

A布

メリケン針9番
シャッペスパンミシン糸
か細い木綿糸

B布

B布折り用
型紙

Bをぐし縫いし、型紙を当ててしぼり、Aにのせてしつけし、待針を打ってからまつります

円にします

B布　B布

A布

B布　B布

（左）周囲をぐし縫いし、
土台布 折り用型紙1を
当ててしぼります
型紙をはずしてもう一度
アイロンをかけます

（下）待針を打ってしつけをし
対角線とステッチ用型紙を
エンピツで写し、さらに空間を
しつけで埋めてから刺します

正方形に折ります

当布とドミット芯
を円に当てます

B布　B布

A布　A布

A布　B布

配置図

96cm（4枚）

72cm（3枚）

モチーフ合計12枚

完成モチーフ（表面）

3cm

24cm

24cm

（裏面）

できあがり寸法…102.6cm×130.6cm

モチーフ…A・B・C…できあがりの1辺28cm、A4枚・B6枚・C2枚(型紙105、作り方14ページ)

D・E…できあがりの1辺9.3cm、D42枚・E4枚(型紙106、作り方34ページ)

F…できあがりの1辺5cm、6枚(型紙105、作り方34ページ) 合計62枚

構成…中心部はA・B・CにFを組合せた長方形、周囲をDでかこみ、角を下に入れます。

材料…A・B・C 土台布(藍染古代裂)12枚分36cm×432cm

当布(藍染大柄古代裂)12枚分 広幅

D 土台布(¾)(藍無地)42枚分36cm×294cm

土台布(¼)(藍染古代裂)42枚分36cm×90cm

当布(藍無地)42枚分36cm×100cm

E 土台布(藍無地)4枚分36cm×28cm

当布(¼)(藍無地)8枚分36cm×11cm

当布(¼)(藍染古代裂)8枚分36cm×11cm

F 土台布(藍無地)6枚分36cm×18cm

当布(藍染古代裂)6枚分36cm×5cm

ドミット芯 62枚分100cm×150cm

作り方要点…それぞれ基礎ページを参考にモチーフを作り、A・B・Cは2cm間隔の同心円を描いてステッチを入れ、つなぎます。

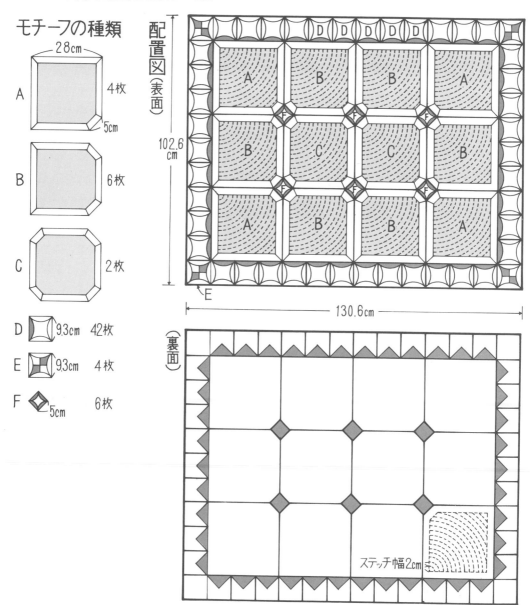

モチーフの種類

配置図(表面)

A 28cm 4枚 5cm

B 6枚

C 2枚

D 9.3cm 42枚

E 9.3cm 4枚

F 5cm 6枚

102.6cm

130.6cm

E

(裏面)

ステッチ幅2cm

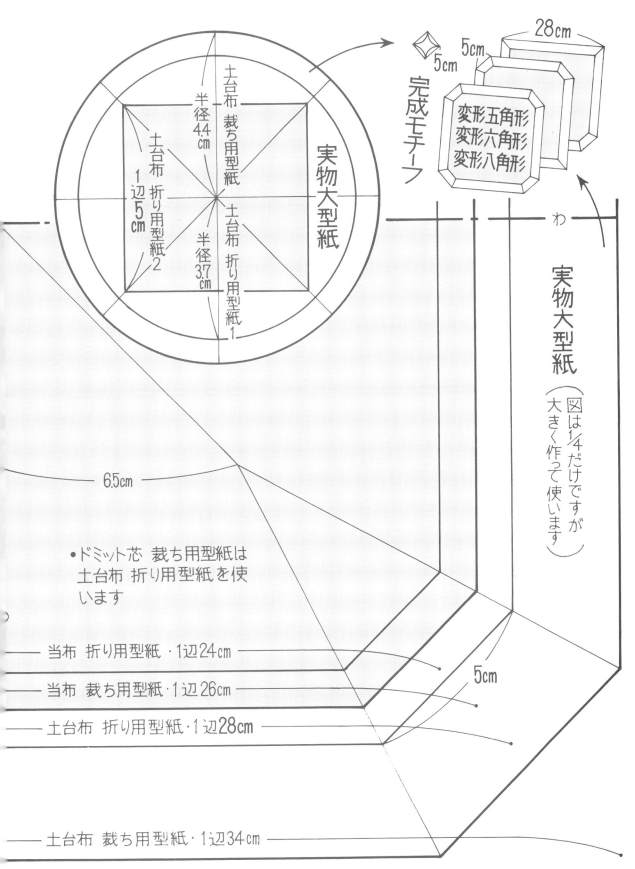

実物大型紙

土台布 裁ち用型紙

半径 4.4cm

土台布 折り用型紙 1

半径 3.7cm

土台布 折り用型紙 2

土台布 1辺 5cm

完成モチーフ

5cm

5cm

28cm

変形五角形
変形六角形
変形八角形

わ

実物大型紙（図は¼だけですが大きく作って使います）

6.5cm

• ドミット芯 裁ち用型紙は
土台布 折り用型紙を使
います

—— 当布 折り用型紙・1辺24cm ——

—— 当布 裁ち用型紙・1辺26cm ——

—— 土台布 折り用型紙・1辺28cm ——

5cm

—— 土台布 裁ち用型紙・1辺34cm ——

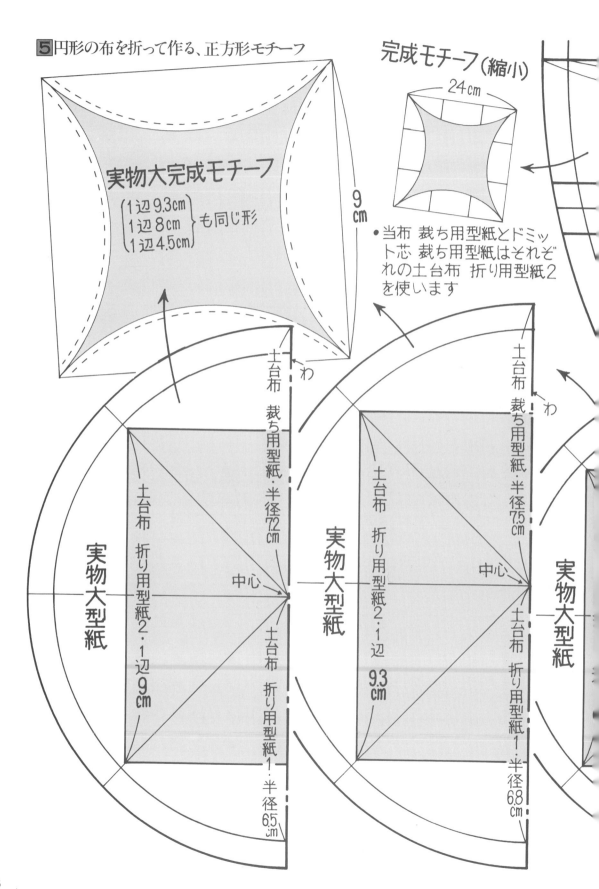

5 円形の布を折って作る、正方形モチーフ

完成モチーフ（縮小）

24cm

実物大完成モチーフ

（1辺9.3cm）
（1辺8cm） も同じ形
（1辺4.5cm）

9cm

・当布 裁ち用型紙とドミット芯 裁ち用型紙はそれぞれの土台布 折り用型紙2を使います

実物大型紙

土台布 裁ち用型紙・半径7.2cm

土台布 折り用型紙2・1辺9cm

中心

土台布 折り用型紙1・半径6.5cm

わ

実物大型紙

土台布 裁ち用型紙・半径7.5cm

土台布 折り用型紙2・1辺9.3cm

中心

土台布 折り用型紙1・半径6.8cm

わ

実物大型紙

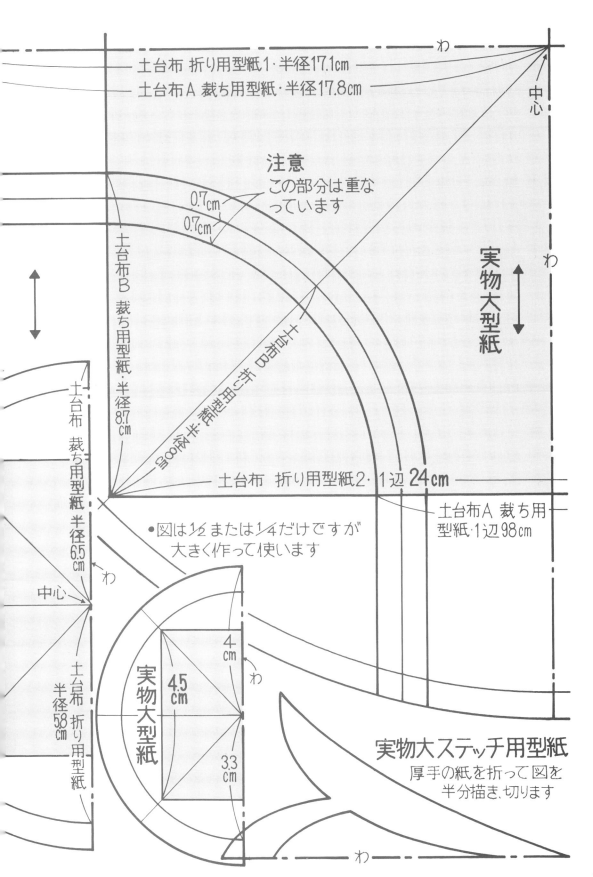

土台布 折り用型紙1・半径17.1cm

土台布A 裁ち用型紙・半径17.8cm

注意
この部分は重な
っています

0.7cm

0.7cm

土台布B 裁ち用型紙・半径8.7cm

実物大型紙

土台布 折り用型紙2・1辺 **24cm**

土台布A 折り用型紙3・半径8.8cm

土台布A 裁ち用
型紙・1辺98cm

わ

中心

わ

土台布 裁ち用型紙 半径6.5cm

中心

わ

・図は½または¼だけですが
　大きく作って使います

土台布 折り用型紙 半径5.8cm

実物大型紙

4
cm

4.5
cm

3.3
cm

わ

実物大ステッチ用型紙
厚手の紙を折って図を
半分描き、切ります

わ

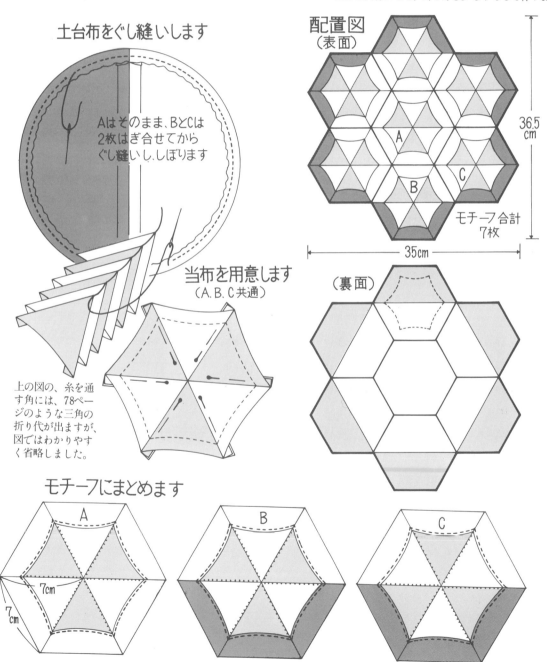

44ページ右の作品

できあがり寸法…35cm×36.5cm

モチーフ…できあがりの1辺7cm、7枚。
　　　　（型紙111ページ、作り方45〜48ページ）

構成…A（土台布はぎ合せなし）1枚を中心に、B・C（土台布、½はぎ合せ）各3枚を周囲に配置します。

材料…A 土台布（シーチング生成）1枚分18cm×18cm
　　　　当布（⅙）（ブロード淡色柄物）3枚分7cm×21cm
　　　　当布（⅙）（ブロード濃色柄物）3枚分7cm×21cm

B・C 土台布（½）シーチング生成 6枚分18m×57cm
　　　　土台布（½）（ブロードえんじ）6枚分18cm×57cm
　　　　当布（⅙）（ブロード淡色柄物）18枚分14cm×62cm
　　　　当布（⅙）（ブロード濃色柄物）18枚分14cm×62cm
　　　　ドミット芯 7枚分50cm×25cm

作り方要点…Aは当布（⅙）2種を3枚交互にはぎ合せて作ります。B・Cは土台布（½）2枚をはぎ合せ、当布はAと同様にして、当て方を少しずらして作ります。

土台布をぐし縫いします

Aはそのまま、BとCは
2枚はぎ合せてから
ぐし縫いし、しぼります

当布を用意します
（A.B.C共通）

上の図の、糸を通す角には、78ページのような三角の折り代が出ますが、図ではわかりやすく省略しました。

配置図
（表面）

A

B　C

36.5
cm

35cm

モチーフ合計
7枚

（裏面）

モチーフにまとめます

A
7cm
7cm

B

C

できあがり寸法…40cm×64cm

モチーフ…できあがりの1辺4.6cm、A（六角形を折って作る六角形）19枚、B（円を折って作る六角形）6枚、合計25枚（Aは型紙89、作り方22ページ、Bは型紙111、作り方45ページ参照）

構成…中心はA、その周囲はB、あとはAのモチーフです>

材料…A 土台布（ブロード黒花柄）19枚分90×55cm
　　　当布（シーチング黒無地）19枚分45cm×12cm

B 土台布（シーチング生成）6枚分90cm×14cm
　当布（⅓）（ブロード淡花柄）6枚（4cm×6cm）×6枚
　当布（⅓）（ブロード濃花柄）6枚（4cm×6cm）×6枚
　当布（⅓）（シーチング黒）6枚分4cm×36cm
　ドミット芯　25枚分40cm×40cm

作り方要点…Aは基本モチーフどおりです。Bは当布（⅓）を3枚はぎ合せ、あとは基本どおりに作ります。

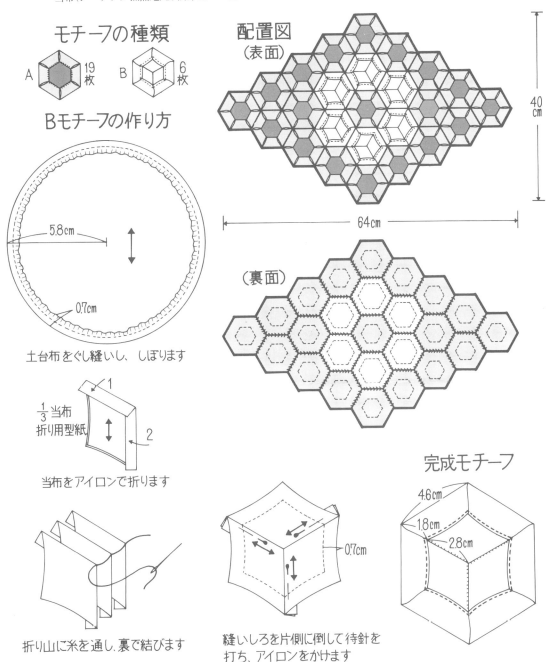

モチーフの種類

A 19枚　B 6枚

Bモチーフの作り方

5.8cm

0.7cm

土台布をぐし縫いし、しぼります

⅓ 当布
折り用型紙

1
2

当布をアイロンで折ります

折り山に糸を通し、裏で結びます

0.7cm

縫いしろを片側に倒して待針を打ち、アイロンをかけます

配置図
（表面）

40cm

64cm

（裏面）

完成モチーフ

4.6cm

1.8cm

2.8cm

44ページ上の作品

できあがり寸法…32.7cm×32.7cm

モチーフ…Aできあがりの1辺4.5cmの正八角形9枚(型紙111ページ、作り方45〜48ページ)Bできあがりの1辺4.5cmの正方計4枚(型紙107、作り方34ページ)合計13枚

構成…Aを3枚×3枚並べ、空内にBを入れます。

材料…A土台布(シーチング生成)9枚分90cm×30cm
当布(⅛)(古代裂淡色)36枚分36cm×35cm

当布(⅛)(古代裂濃色)36枚分36cm×35cm

B土台布(古代裂藍濃色)4枚分36cm×8.5cm
当布(藍染無地)4枚分4.5cm×18cm

ドミット芯 13枚分33cm×33cm

作り方要点…Aモチーフ、Bモチーフとも、それぞれの基礎ページで説明してあるとおりの作り方です。つなぎ方は7ページ12を参照します。斜めに1列ずつつないでおいて、さらにつなぐとラクです。

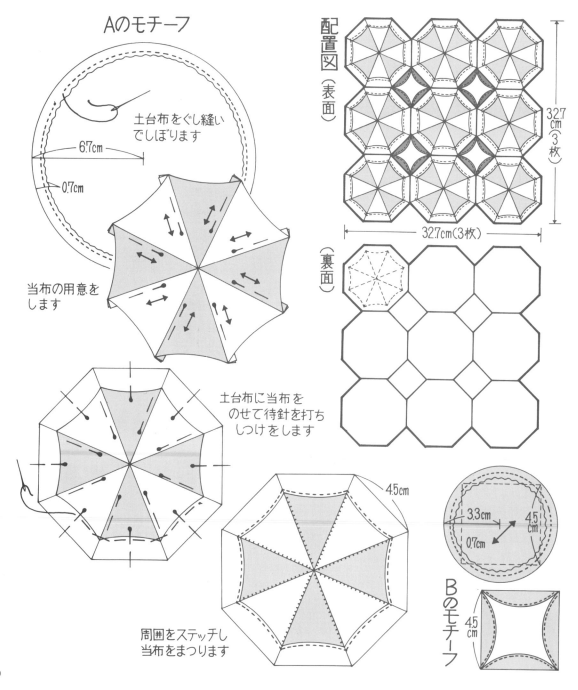

Aのモチーフ

6.7cm

0.7cm

土台布をぐし縫いでしぼります

当布の用意をします

土台布に当布をのせて待針を打ちしつけをします

周囲をステッチし当布をまつります

4.5cm

配置図
(表面)

32.7cm(3枚)

32.7cm(3枚)

(裏面)

3.3cm

4.5cm

0.7cm

Bのモチーフ

4.5cm

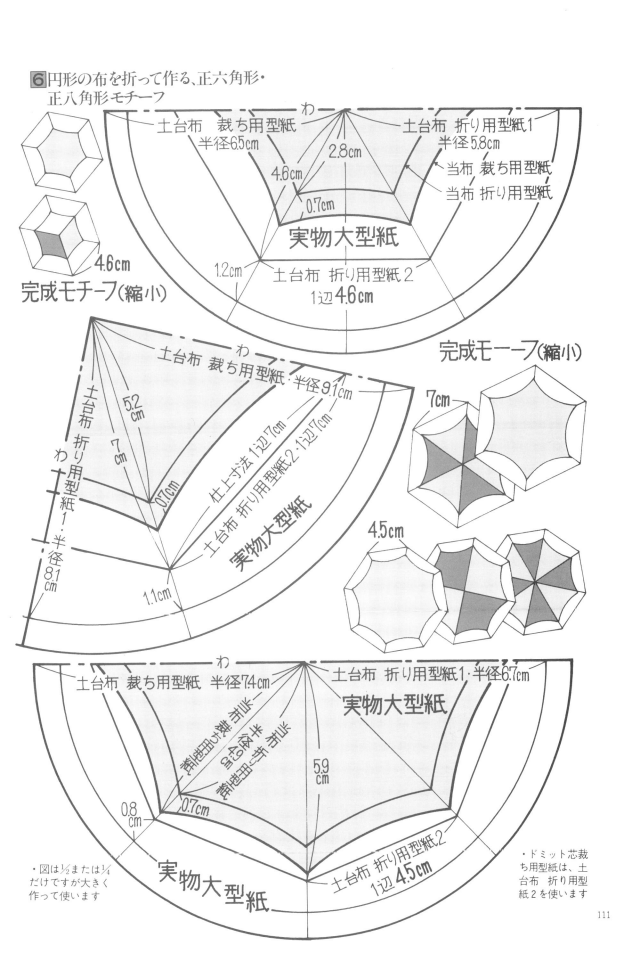

6 円形の布を折って作る、正六角形・
正八角形モチーフ

完成モチーフ（縮小）

4.6cm

土台布　裁ち用型紙　半径6.5cm

わ

2.8cm

4.6cm

0.7cm

実物大型紙

土台布　折り用型紙1
半径5.8cm

当布　裁ち用型紙

当布　折り用型紙

1.2cm

土台布　折り用型紙2
1辺 **4.6cm**

土台布　裁ち用型紙・半径9.1cm

わ

5.2cm

7cm

0.7cm

土台布　折り用型紙1・半径8.1cm

わ

仕上寸法1辺7cm

土台布　折り用型紙2・1辺7cm

実物大型紙

1.1cm

完成モチーフ（縮小）

7cm

4.5cm

土台布　裁ち用型紙　半径7.4cm

わ

土台布　折り用型紙1・半径6.7cm

実物大型紙

仕上げ位置で縫い綴じる　半径6.5cm

仕上げ位置で縫い綴じる

5.9cm

0.8cm

0.7cm

土台布　折り用型紙2
1辺 **4.5cm**

実物大型紙

・図は½または¼
だけですが大きく
作って使います

・ドミット芯裁
ち用型紙は、土
台布　折り用型
紙2を使います

111

■ あとがき　　　村木幸代

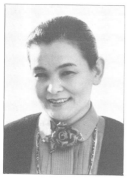

昭和13年1月27日
　　　　北海道生まれ
昭和39年11月
　　　　千葉県松戸市
　　　　に転居
昭和49年6月
　　　　大阪市茨木市
　　　　に転居
昭和52年2月
　　　　日本和紙人形
　　　　協会認定講師
同年　　サチヨスパッチワークの体系完成
昭和56年3月　第二十三回大阪工芸展入賞
　　　　　　　大阪工芸協会会員となる
昭和56年9月　第三回くらしのクラフト展入賞
昭和56年10月　第三十二回茨木市美術展入賞
昭和57年10月　第三十三回茨木市美術展入賞
昭和62年4月　松戸市に戻る
現在　NHK婦人百科講師
　　　NHK大阪文化センター講師
　　　NHK京都文化センター講師
　　　ヴォーグ学園大阪校講師
　　　灘神戸生協生活文化センター講師
　　　村木幸代パッチワーク研究所
　　　村木幸代パッチワークスクール主宰
現住所　〒270　千葉県松戸市常盤平1-26-1
　　　　　　常盤平コーポ516
電　話　0473-86-9001
　　　　0473-89-0330

　丹精した鉢植えの梅が、一輪・一輪ほころび始
めました。この本の稿がつつがなく書き終えられ
たことを祝福してくれているかのように思えて、
本当に感慨無量でございます。
　お好みの布地や糸が揃わない場合、どうぞあき
らめることなくあなたの工夫をプラスしてくださ
い。より個性的な楽しい作品作りにご活用いただ
けましたら、うれしゅうございます。
　本書の発刊に際しまして、身に余るお力添えと
ご指導を賜りました藤井繊維株式会社、株式会社
日本ヴォーグ社はじめ関係者の皆々様に厚くお礼
申し上げます。
　　　　　　　　　　　　　昭和59年　早春

この本の撮影にご協力いただいたお店（順不同）
羽田木材●山梨県山中湖村山中1413　　　　　　電話05556-2-1185
カントリーダイアリー●山梨県山中湖村平野向切詰　05556-2-1391
ポテト●山梨県山中湖村平野向切詰　　　　　　　05556-2-2153
ジャパンペンションセンター●港区南青山6-3-9　03-3407-2333
社台ファーム●千葉県印旛郡富里村七栄532　　　04769-3-3122
コギー六本木●港区六本木6-8-21　　　　　　　03-3423-0094
ポートベロー●目黒区三田2-3-18　　　　　　　03-3793-5396
マダムロタン●目黒区碑文谷5-25-9　　　　　　03-3793-8655
ル・タンタン●港区北青山2-14-6 青山ベルコモンズ4F　03-3475-8140
フローリストみずぐるま●港区西麻布4-22-7　　03-3406-1909
イエナ洋書店●中央区銀座5-6-1　　　　　　　03-3571-2980
サザビー●渋谷区元代々木町49-13　　　　　　03-3465-3331
ラ・ソワレ●渋谷区宇田川町6-20 パラシオン渋谷　03-3464-8018

カメラ●星野達郎　鈴木信雄　スタイリスト●岡本礼子　版下●深田
英一　レイアウト・編集●石坂文子

社団法人 日本図書館協会 選定図書

村木幸代の新しいパッチワーク

第1刷●1984年4月30日第22刷●2008年3月17日
発行人●瀬戸忠信　編集総轄●野口貞義　奥村寿美枝
編集チーフ●石坂文子　発行所●株式会社日本ヴォーグ社
〒162-8705 東京都新宿区谷本村町3－23
ＴＥＬ（販売）03-5261-5081（編集）03-5261-5489
振替●00170-4-9877　印刷所●奥村印刷株式会社
Printed in Japan　　Ⓒ T. Seto　1984　　　ＮＶ8119